LEÇONS D'ORTHOPÉDIE

DES TRAITEMENTS

DES

DÉVIATIONS DE LA TAILLE

(SANS CORSETS NI LITS ORTHOPÉDIQUES)

PAR

LE DOCTEUR J.-B. REYNIER

Professeur libre à l'Ecole pratique de la Faculté de médecine de Paris
Médecin orthopédiste des Maisons d'éducation du Couvent de l'Assomption
Membre de la Société de Médecine pratique
De la Société d'Anthropologie, Membre correspondant
Et Lauréat (Prix d'orthopédie) de la Société médico-chirurgicale de Liège, etc.

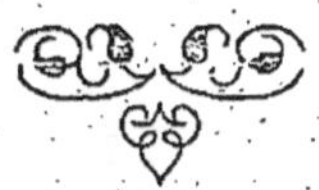

PARIS

LIBRAIRIE G. MASSON

Boulevard Saint-Germain, 120

1889

—

Tous droits réservés.

LEÇONS D'ORTHOPÉDIE

DES TRAITEMENTS

DES

DÉVIATIONS DE LA TAILLE

(SANS CORSETS NI LITS ORTHOPÉDIQUES)

PAR

LE DOCTEUR J.-B. REYNIER

Professeur libre à l'Ecole pratique de la Faculté de médecine de Paris
Médecin orthopédiste des Maisons d'éducation du Couvent de l'Assomption
Membre de la Société de Médecine pratique
De la Société d'Anthropologie, Membre correspondant
Et Lauréat (Prix d'orthopédie) de la Société médico-chirurgicale de Liège, etc.

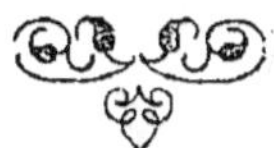

PARIS

G. MASSON, ÉDITEUR

LIBRAIRE DE L'ACADÉMIE DE MÉDECINE

120, Boulevard St-Germain, en face de l'École de Médecine

—

1890

PRÉFACE

Ce Manuel est le résumé des traitements orthopédiques que j'ai exposés, en 1881, à l'Ecole pratique de la Faculté de Médecine de Paris. Si j'ai
longtemps retardé la publication de ces leçons (1),
c'est qu'avant de céder au désir de mes amis et
de mes malades, j'ai voulu donner à ces nouveaux
moyens de redressement des difformités de la
taille, la sanction d'une expérience prolongée.
Ayant succédé en 1883 à mon excellent maître
et ami, M. le docteur Pierre Bouland, dans le service d'orthopédie que Bouvier avait organisé au
couvent de l'Assomption, à Auteuil, je n'ai cessé
de constater l'efficacité de ces moyens avec lesquels je m'étais, étant étudiant, soigné moi-
même d'une légère déviation et dont quelques-
uns que j'avais présentés à la Société médico-chirurgicale de Liège ont été couronnés au concours

(1) J'ai rédigé, pour une série de communications parues en
1888 et 1889 dans les Bulletins de la Société de Médecine pratique les points essentiels de mes traitements. C'est sous la même
forme que ces travaux sont exposés dans ce Manuel, qui, je dois
en avertir le lecteur, ne sont que l'exposé de mes recherches per-
sonnelles sur l'anatomie, la physiologie pathologiques et le traitement des déviations de la colonne vertébrale.

de 1877. Je suis très heureux d'exprimer ici ma reconnaissance à cette Société savante qui a encouragé mes premiers pas dans la carrière orthopédique.

L'orthopédie rachidienne était jusque dans ces derniers temps la branche la plus arriérée de la chirurgie et pour cette raison abandonnée, en quelque sorte, des médecins. « Les déviations de la colonne vertébrale ont fourni à la thérapeutique chirurgicale un problème des plus difficiles à résoudre, une question dans la solution de laquelle la science et la pratique ont semblé lutter l'une contre l'autre au lieu de se soutenir. La scoliose la plus fréquente de ces déviations est aussi celle contre laquelle la lutte est la plus ardue. L'immense quantité des méthodes tour à tour vantées dans son traitement, le long catalogue des appareils, machines et instruments qu'on s'est évertué à inventer pour la corriger, sont la meilleure preuve des difficultés auxquelles on s'est heurté (1). »

« Aussi le traitement de ces affections avait-il fini par être abandonné aux soins d'hommes généralement aussi étrangers à l'art qu'à la profession... Cet abandon d'une branche de la chirur-

____

(1) Traitement de la scoliose par le docteur Baudry.

gie, dont l'importance tend sans cesse à s'accroître par la fréquence de plus en plus grande des difformités, est à la fois aussi préjudiciable au malade qu'à la dignité de l'art (1). » Pour expliquer cette indifférence de la part des médecins vis à vis des déformations du rachis, je dois ajouter que jusqu'à ces dernières années, où le traitement des déviations de la taille s'est enrichi de plusieurs moyens pour ainsi dire spécifiques, tant leur effet est puissant, il n'existait guère, malgré les recherches et les efforts de quelques sommités médicales à l'étranger et en France, que des moyens compliqués, difficiles à exécuter, et jouissant d'une action véritablement trop faible sur les courbures vertébrales pour passer et rester dans le domaine de la pratique (2).

J'ai condensé dans ce Manuel les progrès les plus récents de l'orthopédie rachidienne ; ces progrès, qui donnent un caractère tout à fait scientifique à cette partie de la thérapeutique orthomor-

____

(1) Pravaz, *Traitement des déviations de la colonne vertébrale.*

(2) « Si la gymnastique, dans le traitement des déformations de l'épine n'a pas donné tous les résultats que l'on en espérait, c'est tout simplement que le choix des exercices qui peuvent agir efficacement sur les courbures pathologiques, était l'un des problèmes les plus difficiles de la physiologie des mouvements. » Docteur Dally (*Des ressources nouvelles de l'orthopédie physiologique*).

phique et la simplicité des moyens de redressement qui existent aujourd'hui, contribueront puissamment à vulgariser cette branche si intéressante de la chirurgie.

Dans les diverses méthodes de traitements que j'ai imaginées ou modifiées, je me suis efforcé de démontrer que l'on peut soigner les déviations de la taille sans aucun appareil; tout en reconnaissant que les appareils et la mise en scène ont plus d'influence sur l'esprit du malade et lui inspirent souvent une aveugle confiance, j'ai constamment poursuivi un but opposé dans l'intérêt des malades eux-mêmes en m'efforçant, par la simplification des choses (simplification qui coïncide d'ailleurs avec une plus grande efficacité), de mettre ces nouveaux moyens de traitement à la portée de tous.

La variété, la facilité d'exécution, le côté amusant de la plupart de ces moyens de redressement, ainsi que la transformation de la plupart des attitudes scolaires ou professionnelles en attitudes orthopédiques, donnent à ces traitements non seulement l'efficacité d'une lutte permanente, mais encore l'attrait d'un amusement, et sont ainsi une garantie de leur parfaite exécution, chose capitale, si l'on considère que l'inconvénient des anciens traitements était soit une sorte de torture par

les lits à extension, les corsets compliqués, etc.,
ou bien, comme dans la gymnothérapie rachidienne suédo-allemande, la rareté, la difficulté
d'exécution des mouvements et attitudes préconisés (1), mais surtout la monotonie, l'ennui et
la négligence qui en résultaient et qui n'étant
d'ailleurs nullement compensés par l'efficacité
insuffisante des moyens, avaient produit cet « isole-
ment de l'art dans l'art » dont se plaignait Malgaigne.

Pour tirer les traitements orthorachidiques
d'un empirisme grossier, incapable de satisfaire
l'esprit médical et leur donner un caractère véritablement scientifique, il fallait donner le mode
d'action de chaque traitement; combler cette
lacune était la partie la plus ardue de mes recherches, mais aussi la plus importante, parce qu'elle
devait jeter quelque lumière sur la physiologie
pathologique si obscure du rachis ; aussi y ai-je
apporté un soin particulier. Quoique brièvement
exposée, la physiologie des principaux mouvements, attitudes orthorachidiques, etc., tient dans
ces leçons une place suffisante pour donner au
praticien cette persuasion qu'il est en droit d'exi-

(1) Pour ces mouvements, il fallait toujours quelques appareils de gymnase ou l'intervention d'un ou plusieurs aides, ce
qui empêchait leur vulgarisation.

ger et devenue particulièrement nécessaire pour la thérapeutique de la scoliose, dont les nombreuses méthodes empiriques, tour à tour préconisées et abandonnées, avaient inspiré au corps médical une légitime défiance.

Simplifier et mettre mes traitements à la portée de tous, tel a été mon double but ; si je l'ai atteint, je serai heureux d'être ainsi utile aux enfants difformes et à mes confrères.

Sisteron, Octobre 1889.

Docteur J.-B. REYNIER.

LEÇONS D'ORTHOPÉDIE

DES TRAITEMENTS

DES

DÉVIATIONS DE LA TAILLE

(sans corsets ni lits orthopédiques)

CHAPITRE PREMIER

APERÇU SUR LA SCOLIOSE

La scoliose essentielle ou idiopathique est la déviation latérale du rachis.

Pathogénie. — La scoliose est beaucoup plus fréquente chez les jeunes filles que chez les garçons ; elle est assez souvent héréditaire. Un état particulier de la malléabilité du tissu osseux (défaut de plasticité du tissu osseux, Bouvier), (rachitisme des adolescents, Vincent), constitue la cause prédisposante; les causes efficientes sont : la croissance rapide, la faiblesse de la constitution, les maladies graves qui, diminuant la force des muscles, occasionnent les attitudes prolongées et ligamentaires, c'est-à-dire les attitudes passives, qui sont, ainsi que je le démontrerai prochainement, beaucoup plus déformantes que les autres. Un certain nombre d'attitudes professionnelles, et particulièrement celle que nécessite l'écriture anglaise, créent sur les corps vertébraux une pression inégale asymétrique qui chez les sujets prédisposés déforme le rachis.

Symptômes. — C'est généralement de dix à quinze ans, et particulièrement à l'époque de la puberté, que débute la scoliose ; le premier symptôme qui attire l'attention, c'est l'inégalité de hauteur des deux épaules, c'est généralement l'épaule droite qui est plus élevée et plus saillante. Si on examine alors à nu le dos du sujet, l'on constate une déviation des apophyses épineuses, une inégalité de hauteur des angles inférieurs des omoplates, et le bord spinal de l'omoplate droite est plus éloigné de la ligne des apophyses épineuses que le bord spinal de l'omoplate gauche. Pour dessiner la déviation de l'épine, on parcourt de haut en bas en pressant avec le doigt toute la série des apophyses épineuses ; cette pression répétée un certain nombre de fois produit une rougeur de la peau qui donne une idée approximative de la déviation ; on peut encore tracer la ligne de déviation de l'épine avec un crayon dermographique. Pour mesurer la déviation, l'on tend une ficelle de la septième apophyse épineuse cervicale, au sillon interfessier ; les écarts de l'épine à droite et à gauche de la ficelle constituent les courbures latérales ; le maximun d'écart ou flèche de chaque courbure est mesuré par la distance qui sépare l'apophyse épineuse du centre de la courbure de l'axe normal représenté par la ficelle ; par suite de la torsion avec rotation des vertèbres, la ligne des apophyses épineuses est moins éloignée de l'axe normal que les corps vertébraux. Pour constater la déformation costale, faire pencher le sujet en avant, se placer en avant du côté de la tête et le regarder à fleur de dos ; les côtes du côté convexe constituent la gibbosité ou le commencement de gibbosité ; leur courbure est augmentée en arrière, tandis que la courbure des côtes du côté concave est diminuée ; l'hémithorax gauche vu en arrière est plus plat que dans l'état normal, la partie postérieure de l'hémithorax droit est plus convexe. La scoliose abandonnée aux efforts de la nature ou traitée uniquement par les appareils (corsets et lits orthopédiques) ne guérit pas.

Prophylaxie. — 1° Toniques, gymnastique générale, hydrothérapie, etc. — 2° Pour éviter les attitudes prolongées et la fatigue qui en résulte, permettre aux élèves une grande mobilité d'attitudes. — 3° Exiger l'écriture droite, c'est-à-dire dont les jambages sont perpendiculaires au bord antérieur de la table. — 4° Faire ajouter à la table-banc du mobilier scolaire l'empreinte triangulaire qui facilite le jeu du rachis et la bonne tenue, et dont la description se trouve au chapitre XXVII. — 5° Donner au siège une légère inclinaison de haut en bas et d'arrière en avant qui empêche ou diminue la cyphose juvénile.

CHAPITRE II

—

ACTION DES ATTITUDES PASSIVES ET DES ATTITUDES
ACTIVES SUR LA DÉFORMATION ET LA TORSION
VERTÉBRALES.

On sait que les attitudes prolongées entraînent la
fatigue des muscles, par suite leur repos forcé et
leur remplacement par la tension des ligaments.

Toute jointure a, pour se maintenir en position,
deux espèces de ligaments :

Les muscles que l'on a appelés ligaments actifs,
parce qu'ils peuvent s'allonger, se raccourcir et fixer
l'articulation dans toutes les positions qui précèdent
la position extrême, pour laquelle les ligaments proprement dits, de nature fibreuse et inextensible,
mettent arrêt. Donc, pour le même mouvement, l'extension, par exemple, l'attitude ligamentaire ou
passive a pour caractère d'être extrême et unique,
invariable et prolongée (1); tandis que l'attitude
active ou musculaire est multiple, variable, courte et
toujours plus restreinte (2) que l'attitude passive.

(1) C'est-à-dire de longue durée, car les muscles n'interve-
nant pas, le sentiment de la fatigue n'a pas lieu, ou, s'il existe
déjà, il est diminué par l'attitude ligamentaire qui repose les
muscles.

(2) C'est-à-dire que, dans l'extension que j'ai prise pour
exemple, l'écart des deux leviers osseux, qui constituent l'arti-

Retenez bien ce fait que l'attitude ligamentaire, non seulement est une et invariable, mais qu'elle produit, du côté où le ligament retient les surfaces articulaires, *le maximum d'écart des leviers qui constituent l'articulation* (1), tandis que l'attitude active ne permet jamais qu'un écart inférieur à l'écart ligamentaire.

Appliquons ces données aux déviations du rachis.

Quel est le mode d'action de l'attitude prolongée, de l'écriture, par exemple, sur la position du rachis.

Les muscles spinaux dorsaux se fatiguant assez rapidement, d'un autre côté, la position du bras droit en avant entraînant dans ce sens l'épaule du même côté et favorisant le relâchement des spinaux qui longent la convexité dorsale (2), il en résulte que le rachis, abandonné de ses muscles fatigués, est obligé d'avoir recours à l'artifice de l'inclinaison latérale, véritable attitude ligamentaire, où la fixité nécessaire au fonctionnement du membre supérieur

culation, est toujours moindre que dans l'attitude passive, et que l'attitude peut varier comme les divers degrés de l'angle qu'ils forment.

(1) Dans l'extension, l'écart a lieu du côté de la flexion, et ce sont les muscles ou les ligaments du côté de la flexion qui font l'attitude active ou l'attitude ligamentaire. Dans la flexion, l'écart a lieu du côté de l'extension, et ce sont les muscles ou les ligaments du côté de l'extension qui interviennent. Dans la flexion du rachis à gauche, l'écart a lieu du côté convexe, et c'est par les muscles spinaux et les ligaments du côté droit, qu'ont lieu les attitudes passives ou actives. En un mot, l'écart des leviers ou des surfaces articulaires doit toujours être considéré du côté opposé au mouvement : flexion ou extension de l'articulation.

(2) Tournée à droite.

droit n'a plus lieu par la contraction musculaire (spinaux dorsaux), mais bien par l'inclinaison à gauche du segment dorsal du rachis.

J'exposerai, d'ailleurs, dans un prochain chapitre, cette théorie avec plus de détails.

L'attitude ligamentaire est, si je peux m'exprimer ainsi, l'attitude maximum (1). Mais comment se fait-il que cette attitude est plus déformante que l'autre, et quel est son mode d'action ?

Prenons la face supérieure du corps d'une vertèbre dorsale, supposons qu'elle ait 5 centimètres carrés de surface et que, dans l'état normal, elle supporte une pression de 25 livres, soit 5 livres par centimètre carré ; à l'instant même où la colonne dorsale penche à gauche, par exemple, la face inférieure du corps vertébral, qui repose directement sur celui que nous considérons, se soulève du côté droit et ne presse plus sur la surface sous-jacente que par son extrémité gauche (2).

Supposons, pour faciliter cette description, que le point de contact, fort restreint à présent, de ces deux vertèbres, se réduise dans toute sa longueur à 1 centimètre carré, il en résultera que cette surface d'un centimètre carré supporte maintenant le poids qui, tout à l'heure se répartissait sur l'ensemble de la surface articulaire ; c'est-à-dire que nous avons sur ce centimètre carré, non plus une pression de 5 livres comme tout à l'heure, mais bien cinq fois plus grande,

(1) Maximum de flexion ou maximum d'extension, etc.
(2) Les deux corps vertébraux ne se touchent plus que par leur côté gauche.

soit 25 livres. Ce n'est pas tout : l'inclinaison de la colonne dorsale à gauche a créé un bras de levier qui augmente énormément cette pression (1). De plus, les quatre autres centimètres de la surface dont il s'agit, non seulement ne supportent plus aucune pression, c'est-à-dire leurs 5 livres respectives, mais encore ils se trouvent soumis, de par les ligaments qui relient les deux vertèbres (2), à une traction dirigée de bas en haut et de droite à gauche, traction qui arrête l'inclinaison rachidienne et lui fait contrepoids en quelque sorte, grâce à la fixité fournie par les parties sur lesquelles s'insèrent et tirent les ligaments (tendance à l'arrachement). Du côté comprimé (tendance au tassement et à l'écrasement).

Ces quatre centimètres de surface supportent donc une traction de soulèvement et d'arrachement (3)

(1) Ce levier consiste dans la distance qui sépare une verticale abaissée de la vertèbre supérieure du bord interne de la vertèbre comprimée.

(2) Sauf de ceux qui relient les extrémités gauches.

(3) La traction, qui s'exerce sur la surface supérieure de la vertèbre, étant dirigée de droite à gauche et de bas en haut et un peu d'arrière en avant, tend à entraîner dans cette direction, d'arrière en avant, la lame épiphysaire supérieure et avec elle la moitié supérieure du corps de la vertèbre ; tandis que cette même traction pour la face inférieure de la vertèbre située en dessus ayant lieu en sens opposé, c'est-à-dire de gauche à droite, de haut en bas et un peu d'avant en arrière, la lame épiphysaire inférieure et avec elle la moitié inférieure du corps de la vertèbre sont tirées dans cette direction. La face inférieure de la vertèbre située au-dessous subit la même traction. Telle est la cause de la torsion verticale du corps vertébral sur lui-même, torsion analogue à celle que l'on donne à un linge mouillé pour l'exprimer en tordant ses deux extrémités en sens inverse.

L'anatomie nous enseigne que vers la 14me année, époque où

égale à la force représentée par le bras de levier qui constitue l'inclinaison de la colonne dorsale, et ce bras de levier étant beaucoup plus considérable dans l'attitude ligamentaire, il en résulte qu'elle produit du côté concave (tendance à l'écrasement) une pression plus grande que dans l'attitude musculaire ou active où il est plus court.

Voilà pourquoi la partie gauche du corps de la vertèbre que je considère est beaucoup plus déformée par l'attitude passive que par l'attitude active.

Quelle est la différence d'action sur la partie droite de la surface supérieure de la même vertèbre?

Elle résulte du mode de résistance et des points d'insertion de cette résistance. En effet, en considérant le disque inter-vertébral qui fait partie des moyens de résistance dans l'attitude ligamentaire, ce ligament exerce entre les deux vertèbres une traction, comme je viens de le dire, dirigée de haut en bas et de gauche à droite, et produit un effet d'élongation, de distension qui tend à augmenter le corps vertébral au point et dans le sens où cette traction s'exerce, de façon à lui donner la forme d'un coin.

Quel est le mode d'action de la résistance dans l'attitude active?

se déclarent un grand nombre de déviations, apparaissent les lames épiphysaires de chaque côté du corps vertébral, véritables disques osseux complémentaires mais fort minces, de sorte que, selon la comparaison de M. Legouest, « avant l'âge de 25 ou 30 « ans l'ossification des disques n'étant pas encore complète, le « rachis offre autant de triples disques osseux qu'il y a de « vertèbres ». Rachis, Legouest, *Dictionnaire encyclopédique*, p. 448.

Ce sont les muscles spinaux dorsaux du côté droit qui font la résistance en tirant sur les apophyses transverses (les lames et les apophyses épineuses). De sorte que, dans l'attitude active, les deux vertèbres que je viens de considérer, ne subissant plus entre elles cette traction déformante du disque inter-vertébral (1), ont moins de tendance à se déformer en coin. Mais, d'un autre côté, les muscles spinaux droits, agissant sur l'arc postérieur, ont tendance à tordre les pédicules; l'arc postérieur de la vertèbre est, du côté droit, tiré de haut en bas, tandis que le corps vertébral est, du côté droit, entraîné en haut et à gauche par le segment du rachis dévié qu'il supporte (2).

L'arc postérieur est soumis, de par les muscles spinaux auxquels il donne insertion du côté droit, à une sorte de contre-extension musculaire dirigée comme les muscles, c'est-à-dire de haut en bas, et un peu vers la droite.

En résumé, l'attitude passive est beaucoup plus déformante, favorise spécialement la torsion du corps vertébral sur lui-même, c'est-à-dire autour d'un axe

(1) Et de la partie médiane et de la partie latérale droite du ligament vertébral commun antérieur. Ce ne sont que les fibres profondes qui vont directement d'une vertèbre à celles qui sont immédiatement au-dessous et au-dessus.

(2) Comme si le corps vertébral étant tenu d'une main, l'arc postérieur ou apophysaire de l'autre, par un mouvement de torsion exécuté en sens opposé par chaque main l'on tordait la vertèbre, la main droite abaissant l'arc apophysaire du côté droit, la gauche élevant le corps vertébral du côté droit; la main gauche appliquée sur le corps vertébral remplaçant la pesanteur, la droite, les muscles spinaux.

2

vertical passant par lui-même ; l'attitude active favorise principalement la torsion de l'arc par rapport au corps vertébral. Les courbures de compensation constituent des attitudes actives, et la moitié inférieure de la courbure dorsale constitue en même temps la moitié supérieure de la courbure lombaire, et c'est pour cela qu'elle est moins déformée. Pour faire équilibre à l'inclinaison de la moitié supérieure de la courbure dorsale, cette dernière est dans sa partie inférieure attirée à droite par les spinaux droits.

Par les courtes explications qui précèdent et qui vous donnent la clef de la torsion horizontale et de la torsion verticale des vertèbres, j'espère vous avoir démontré quels dangers font courir aux enfants prédisposés aux déviations les attitudes prolongées ou passives, beaucoup plus déformantes que les attitudes actives et combien il importe de permettre et de conseiller à ces enfants une grande mobilité d'attitudes. Par ces mêmes explications vous avez pu vous rendre compte que le problème de la torsion des vertèbres était moins difficile à résoudre que ne le pensaient les chirurgiens et particulièrement Malgaigne et Bouvier.

CHAPITRE III

—

THÉORIE DE LA FORMATION DES COURBURES DANS LA SCOLIOSE COMMUNE.

(Convexité dorsale tournée à droite, convexité lombaire tournée à gauche).

Me basant sur les centres d'inclinaison physiologique trouvés par Jules Guérin (1) et sur le mode d'action des mouvements que j'ai appliqués au redressement du rachis, voici la théorie que je propose pour expliquer la formation et le redressement des courbures vertébrales :

Les courbures vertébrales ont pour origine l'inclinaison pathologique et permanente des divers segments du rachis sur leurs centres d'inclinaison ; les cordes de ces courbures, lombaire, dorsale, cervicale, décrivent un zigzag. — Sur un rachis atteint de scoliose commune, menons une ligne du milieu du corps vertébral de la douzième dorsale au milieu du bord antérieur et supérieur du sacrum, ou bien de l'extrémité supérieure de la crête sacrée à la douzième apophyse épineuse dorsale, c'est la corde de la courbure scoliotique lombaire ; nous voyons qu'elle est

(1) Jules Guérin, Mémoire sur le mouvement de flexion et d'inclinaison de la colonne vertébrale, lu à l'Académie de médecine, dans les séances du 26 septembre 1876, des 4 et 11 février 1877.

inclinée de bas en haut et de gauche à droite ; tirons de la même manière une ligne de la onzième dorsale à la première dorsale, c'est la corde de la courbure scoliotique dorsale ; elle est inclinée en sens inverse de la corde lombaire ; la corde cervicale s'incline légèrement en sens inverse de la corde dorsale.

Les cordes de ces courbures représentent bien leurs inclinaisons en sens inverse ; mais si l'on examine les courbures elles-mêmes, les centres d'inclinaison semblent disparaître ou paraissent se trouver au milieu des courbures. Par ces modifications imprimées aux segments du rachis et grâce aux multiples inclinaisons partielles des vertèbres entre elles, le segment rachidien bombe d'autant plus du côté convexe que sa corde est plus courte et son inclinaison plus grande ; par cette augmentation de sa convexité, il se crée dans sa moitié inférieure une inclinaison dirigée en sens inverse de l'inclinaison de la corde ; vous devinez combien cette particularité était de nature à induire en erreur les orthopédistes, car je le répète, par cette particularité les centres d'inclinaison paraissent se trouver au milieu des courbures et non, comme cela est, à leurs extrémités ; c'est parce que la pesanteur écrase et déforme davantage vers le centre des concavités des courbures qui sont les centres de pression, c'est-à-dire les points où la pression et par suite la déformation sont plus grandes. En examinant un rachis dévié, vous vous rendrez compte pourquoi les dorsales du milieu de la courbure dorsale sont plus déformées que toutes les autres vertèbres ; c'est que le levier qu'elles supportent, représenté par la distance qui sépare ces vertèbres de la perpendiculaire abaissée du sommet de la convexité cervico-dorsale, est plus grand que pour les vertèbres inférieures de la courbure dorsale qui se rapprochent de la ligne axuelle verticale de l'épine ; et si les vertèbres dorsales inférieures sont peu déformées, c'est que plus ou moins inclinées à droite, mais soumises en même temps à une traction à gauche par la partie supérieure de la colonne dorsale inclinée à gauche, elles supportent ainsi une pression presque symétrique. (Voir communication du 26 avril 1888 ; Bulletins de la Société de médecine pratique, p. 455-467).

Dans la scoliose commune, d'après la théorie que nous proposons et qui repose sur les faits anatomiques et physiologiques démontrés par Jules Guérin et sur mon traitement, nous avons cinq centres d'inclinaison pathologique et cinq inclinaisons de la tige céphalo-rachidienne dont les cordes sont en zigzag et dont les courbures sont supérieures aux cordes : 1° l'inclinaison du sacrum et du bassin (la crête sacrée est dirigée de bas en haut et de droite à gauche et le centre d'inclinaison est aux articulations coxo-fémorales ; 2° l'inclinaison de la colonne lombaire sur le sacrum (le centre du mouvement est à l'articulation de la 5ᵉ lombaire avec le sacrum) ; elle est dirigée en sens inverse de la précédente, c'est-à-dire de bas en haut et de gauche à droite ; 3° l'inclinaison de la colonne dorsale sur la douzième dorsale, elle est dirigée en sens inverse de l'inclinaison lombaire, c'est-à-dire de bas en haut et de droite à gauche ; 4° l'inclinaison de la colonne cervicale sur la première vertèbre dorsale ; elle est dirigée de bas en haut et de gauche à droite par rapport au segment dorsal du rachis ; 5° l'inclinaison céphalo-cervicale ou occipito-atloïdienne par laquelle la tête s'incline quelquefois légèrement à gauche, mais avec une légère rotation par laquelle la face se dirige un peu à droite. Nous démontrerons plus loin que la rotation de la tête avec inclinaison en bas et en avant (comme cela a lieu pour l'écriture inclinée à l'anglaise), contribue puissamment à la production de la scoliose, et que l'inclinaison de la tête à droite (pour la même écriture) n'est pas le seul facteur de la difformité. Quoiqu'il en soit, le zigzag des inclinaisons rachidiennes est, je crois, généralement interrompu entre la tête et la colonne cervicale ; c'est la rotation et l'inclinaison de la tête à droite et en avant qui, dans l'écriture anglaise, produisent l'inclinaison de la colonne cervicale de bas en haut et de gauche à droite et par compensation la courbure dorsale à convexité tournée à droite et la courbure lombaire à convexité tournée à gauche ; j'en conclus que la tête et la colonne cervicale associent leur inclinaison dans la même direction pour adapter les yeux à la direction des jambages des lettres et qu'au lieu de deux inclinaisons en sens inverse pour la tête et le cou, nous n'en avons généralement qu'une qui s'ajoute à l'inclinaison lombaire dirigée dans le même sens, c'est-à-dire de bas en haut et de gauche à droite, lesquelles inclinaisons provoquent l'inclinaison de compensation de la colonne dorsale, dont la direction devient oblique en sens inverse des précédentes, c'est-à-dire de bas en haut et de droite à gauche ; les cas d'association de deux courbures, c'est-à-dire de leur inclinaison dans le même sens, ne sont pas très rares, mais ce qui est plus fréquent ce sont les inclinaisons compensatrices insuffisantes). C'est dans ces cas que la difformité apparente et généralement aussi la difformité réelle, sont le plus souvent exagérées et que l'on observe des déjettements énormes du thorax ou de la tête. Ce sont ces cas qui constituent les nombreuses variétés dont les cas sont rares et que Bouvier a signalées.

Dans l'ensellure ou cambrure lombaire avec cyphose de compensation, l'inclinaison de la colonne dorsale en avant (voussure dorsale) s'associe un peu à l'inclinaison de la colonne cervicale pour former une cyphose cervico-dorsale de compensation ; la colonne cervicale non seulement n'augmente pas son inclinaison normale de bas en haut et d'avant en arrière, mais elle la diminue ; il existe des cas (cyphose sénile) où les deux courbures lombaire et dorsale s'inclinent en avant, créant ainsi une grande cyphose dorso-lombaire.

Nous possédons une pièce de la collection Jules Guérin, où les trois segments, cervical, dorsal, lombaire, à la suite d'une pleurésie du côté droit, concourent à une seule et unique courbure scoliotique cervico-dorso-lombaire.

Théorie de Pelletan

Courbure dorsale primitive. — La théorie de Pelletan repose sur un fait vrai : à savoir, l'inclinaison à gauche du segment dorsal du rachis pendant l'usage du bras droit, inclinaison qui a pour but d'augmenter la fixité de ce segment pour le jeu du membre supérieur droit. Cette inclinaison est fréquente et à la suite de la fatigue des muscles spinaux souvent prolongée.

Voici quelques faits que nous avons remarqués et que nous croyons devoir ajouter à la théorie de Pelletan :

1° Très souvent, pour la préhension des objets un peu éloignés du tronc, pour porter la main droite plus en avant, le thorax tourne de droite à gauche sur la colonne lombaire ; l'hémithorax droit tournant en avant, (bras droit allongé), porte la main droite plus en avant de cinq, dix ou quinze centimètres qui représentent l'arc de cercle qu'a parcouru l'épaule droite par cette rotation du thorax (1). La figure restant toujours de face, c'est-à-dire dans la même position, il en résulte que (par rapport au thorax dont la face antérieure regarde à gauche) la

---

(1) Pour la préhension des objets placés en avant, c'est non-seulement la rotation du tronc qui aide à porter la main droite plus en avant, mais c'est encore, une fois cette rotation accomplie, l'inclinaison du tronc en avant et à droite, inclinaison par laquelle la main droite est ainsi portée plus loin en avant ; cette inclinaison en avant et à droite se produit par l'inclinaison de la colonne lombaire en avant et à droite, flexion temporaire de ce segment du rachis à droite.

tête se trouve tournée à droite, ce qui favorise l'inclinaison de la colonne cervicale de bas en haut et de gauche à droite ; de plus, la rotation du thorax par les vertèbres lombaires ayant lieu par la contraction des spinaux lombaires droits, il résulte de cette contraction la production de l'inclinaison lombaire de bas en haut et de gauche à droite, c'est-à-dire à concavité tournée à droite. Voilà comment la préhension des objets placés en avant produit fréquemment une inclinaison du cou et des lombes dans le même sens et tend à créer ainsi une courbure cervico-dorsale à convexité tournée à gauche, et une courbure lombaire à convexité tournée également à gauche, lesquelles par compensation se compliquent de la courbure dorsale si elle n'existe pas déjà, ou l'augmentent si elle est primitive.

2° L'épaule droite et la main droite portées en arrière et en bas favorisent, sollicitent, comme nous l'avons démontré dans un autre travail, la contraction des spinaux droits situés le long de la convexité dorsale tournée à droite, et relâchent les spinaux gauches situés le long de la concavité dorsale. — La main gauche et l'épaule gauche portées fortement en haut et en avant produisent le même effet.

THÉORIE DE SAYRE

La théorie de Sayre, qui attribue au grand dentelé gauche la rotation des vertèbres dorsales à droite et par suite leur inclinaison à gauche qui en est inséparable et qui constituerait la courbure dorsale primi-

tive, ne me paraît pas reposer sur des faits probants ;
pour que cette théorie pût tenir, il faudrait une action
très répétée du dentelé, il faudrait que les enfants
eussent, comme le dit Sayre, « l'habitude de mettre
un bras derrière le dos (1). » Or cela n'est pas ; c'est
là plutôt une attitude du vieillard ; on pourrait peut-
être expliquer d'une autre manière l'action du grand
dentelé : ainsi, dans les actes de préhension par le
bras droit et dans beaucoup d'attitudes professionnelles de ce bras, l'épaule droite est portée en avant
par le grand dentelé droit et les pectoraux droits ;
pour donner de la fixité à la cage thoracique pour le
jeu du bras droit, les muscles de l'abdomen tirent
souvent à gauche et en avant l'hémithorax droit et
augmentent ainsi la courbure des côtes droites ; de
plus, la rotation du thorax à gauche dans les mêmes
actes de préhension sollicite l'épaule gauche à se
contracter, se fixer et à se porter en arrière (fait vrai),
provoquant peut-être ainsi la contraction assez fréquente du grand dentelé gauche, qui agirait alors en
tirant les côtes gauches en dehors et en poussant à
droite par leurs têtes les corps vertébraux.

*C'est l'écriture anglaise qui me paraît être la cause
de presque toutes les déviations scoliotiques essentielles, et qui crée les conditions mécaniques déformantes dans les cas où les sujets y sont prédisposés
par une malléabilité spéciale du tissu osseux,* rachitisme des adolescents (Vincent), défaut de plasticité
des os (Bouvier).

(1) Et encore faudrait-il que ce soit le bras gauche le plus
souvent,

Ce qui me confirme dans l'idée de l'influence extrême de l'écriture anglaise, c'est que les déviations essentielles commencent à se produire exactement au moment où l'enfant commence à apprendre à écrire, c'est-à-dire vers six ou sept ans ; ensuite j'ai remarqué sur moi-même et sur plusieurs scoliotiques que nos déviations augmentaient ou diminuaient énormément, selon que nous écrivions quatre ou cinq pages d'écriture anglaise très inclinée, ou quatre ou cinq pages d'écriture très inclinée en sens inverse et le papier fortement à gauche du tronc.

Pour la lecture, depuis plus de dix ans, nous avons remarqué que le livre doit être horizontalement oblique d'avant en arrière et de gauche à droite, de façon que les jambages des caractères soient obliques en sens inverse des jambages de l'écriture anglaise.

CHAPITRE IV

—

La nature d'ordinaire si puissante en ressources dans les maladies, inspire aussi aux malades atteints de déviation du rachis un certain nombre d'attitudes utiles, mais insuffisantes. Nous allons en décrire quelques-unes, et nous démontrerons que les médecins et les parents se sont trompés en les qualifiant de vicieuses. Delpech a dit que ces attitudes sont des symptômes ; nous allons démontrer qu'elles sont, la plupart, de véritables ébauches instinctives de traitement.

1° *Lorsque le malade est assis, il porte volontiers le bras en arrière par dessus le dossier qui lui sert de point d'appui.* Delpech a cru que cette attitude avait pour but « de préparer la torsion des vertèbres « qui a été signalée comme une difformité de plus... « et de favoriser, d'accélérer le complément des effets « des incurvations secondaires que les muscles des « gouttières vertébrales ne peuvent déterminer et « maintenir que lentement et avec des efforts dispro- « portionnés. »

(1) C'est-à-dire à convexité dorsale tournée à droite, à convexité lombaire tournée à gauche.

Cette position n'aggrave nullement la déviation ; elle tend, au contraire, à la redresser. En effet, par le poids et la fixité relatives du bras droit porté presque horizontalement en arrière, le tronc tourne un peu, l'hémithorax gauche se porte en avant, le droit en arrière, la colonne lombaire est légèrement détordue et les muscles du côté de la convexité dorsale sont sollicités à se contracter en même temps que la figure regardant toujours directement devant elle, la tête se trouve éloignée de l'épaule droite par une torsion à gauche qui redresse la courbure cervico-dorsale. De plus, prenant un point d'appui au niveau du coude retenu sur le dossier par le poids de l'avant-bras droit qui pend, le buste peut s'incliner facilement en avant et à gauche, le bras droit fixé tirant à droite la colonne dorsale ; nous avons donc là, dans cet effort instinctif de la nature, les rudiments d'un mouvement orthopédique excellent.

2° *Quelques malades ont l'habitude d'incliner et de tordre fréquemment la tête à gauche ou de l'incliner seulement,* et cela, dans une mesure très insuffisante ; nous nous trouvons là en présence d'un tic qui n'est encore qu'un essai instinctif de détorsion très insuffisant de la courbure cervico-dorsale. Ce mouvement est agréable aux malades, mais ils l'exécutent sans conviction, avec timidité et trop peu d'énergie pour pouvoir en retirer un sérieux profit.

3° *D'autres malades s'apercevant qu'ils ont l'épaule droite trop en avant, la portent très souvent en arrière* pour la rendre à peu près symétrique à l'autre épaule. Pour le monde, ce n'est qu'un tic, mais en réalité,

c'est encore une ébauche de mouvement orthopédique, car, ainsi que nous l'avons démontré
dans un précédent travail (1), tous les mouvements
qui portent l'épaule droite en arrière provoquent
plus ou moins, selon leur intensité, la contraction
synergique des muscles spinaux dorsaux situés du
côté droit, le long de la colonne dorsale, chez le sujet
normal aussi bien que chez le scoliotique. Ce fait
est capital et mérite d'être retenu. Mais si l'épaule
est refoulée vigoureusement en arrière, le thorax
(le malade supposé assis) pivote de quelques degrés
sur la colonne lombaire (2) par la contraction des
muscles spinaux lombaires gauches. Ce pivotement
du thorax entre la colonne lombaire et la colonne
dorsale, tend à ramener en avant les corps vertébraux de l'extrémité inférieure de la courbure lombaire
qu'il entraîne dans son mouvement de rotation en
arrière du côté droit : ainsi la courbure moyenne qui
comprend la plus grande partie des vertèbres dorsales ou thoraciques, détord par un mouvement de
villebrequin les deux autres courbures ; car le bassin
et la figure restent de face dans la même position
et même tournent instinctivement un peu vers la
gauche.

4° *Un autre tic consiste à projeter le bras droit
horizontalement de côté et un peu en arrière* et à le

----

(1) Nouvelle contribution au traitement de la scoliose, 1879,
Annales de la Société chirurgicale de Liège. J.-B. Reynier.

(2) Grâce à la disposition des apophyses articulaires lombaires
qui permettent la rotation.

laisser retomber immédiatement (1). Voilà encore un mouvement extrêmement ingénieux ; nous savons, en effet, que cette attitude du bras droit joue un rôle fort important dans un grand nombre de mouvements orthopédiques ainsi que nous l'avons démontré. Voilà donc encore un exemple frappant des soi-disant manies que le médecin, ainsi que le conseille Delpech, « ferait mieux d'étudier que de critiquer » ; car la nature, par certains mouvements injustement qualifiés de vicieux, tend à nous éclairer sur les voies où nos recherches doivent porter.

5° *Courbures de compensation.* — *Les courbures de compensation représentent, elles aussi, un effort instinctif et nullement aggravant pour rétablir l'équilibre.* En ramenant la colonne vers la ligne axuelle, elles diminuent les grands déjettements qui résulteraient de l'existence d'une seule courbure et atténuent l'action déformante de la pression asymétrique de la pesanteur, en diminuant la longueur du bras de levier qui est égal, ainsi que nous l'avons dit, à la distance qui sépare le centre de la courbure scoliotique de la verticale menée du point supérieur de la colonne le plus écarté de l'axe. Les efforts de la nature aboutissent donc encore ici à un résultat thérapeutique ; de plus, ils diminuent énormément la difformité apparente ; car les difformités les plus considérables, les plus choquantes et les plus visi-

---

(1) C'est là où notre instinct se trompe, car le bras, ainsi placé, n'agissant que par son poids, devrait rester quelques instants dans cette position.

bles sont celles qui résultent d'une courbure unique ou plutôt très prédominante (1).

Les courbures de compensation facilitent l'équilibre et économisent la force musculaire en raccourcissant le levier produit par le déjettement de la courbure principale.

(1) Même dans le cas de courbure en apparence unique il s'est toujours produit un mouvement de compensation dans les articulations coxo-fémorales qui se manifeste par l'inclinaison latérale du bassin. et l'exhaussement de la crête iliaque du côté de la concavité et le relèvement de la colonne cervicale ou de la tête.

CHAPITRE V

—

MOYEN DE MESURER L'INCLINAISON LATÉRALE DU BASSIN DANS LES SCOLIOSES. — SENS DE L'INCLI-NAISON LATÉRALE DANS LES DIVERSES ESPÈCES DE SCOLIOSES.

Par le moyen que je vais décrire, j'ai constamment observé sur les malades atteints de scoliose une inclinaison du bassin dans le sens transversal :

Je fais asseoir le malade sur un tabouret ou en travers d'une chaise, en lui recommandant de se laisser aller naturellement et sans aucun effort, pendant qu'il s'assied ; placé derrière le malade, j'applique la pulpe de l'index gauche sur la crête iliaque gauche, et à un point correspondant sur la crête iliaque droite la pulpe de l'index droit.

L'on voit alors nettement que les deux crêtes iliaques ne sont pas à la même hauteur et il est très facile d'apprécier approximativement par la simple vue (les deux index restant sur les crêtes iliaques) le chiffre qui représente cette différence de hauteur.

Pour mesurer cette inclinaison latérale, les deux index restant appliqués sur les crêtes iliaques, un aide tend horizontalement une ficelle de la crête iliaque qui est plus basse vers l'autre côté ; la distance qui sépare la hanche la plus haute de la ficelle horizontalement tendue au-dessous donne la mesure de l'inclinaison du bassin.

L'on peut encore placer l'index sur l'épine iliaque autéro-supérieure de chaque côté; la simple vue ou bien une ficelle tendue horizontalement de l'épine iliaque autéro-supérieure la plus basse vers l'autre côté permet d'évaluer l'obliquité latérale du bassin ; mais le premier moyen étant tout aussi exact et plus pratique doit être préféré. On peut mesurer également dans la station debout l'inclinaison, le poids du sujet non hanché passant à peu près également par les deux pieds.

La différence de hauteur des deux crêtes iliaques varie selon l'âge et le degré de la déviation, de 1 à 3 et même 4 centimètres.

Nous avons fait constater ce fait nombre de fois au docteur Duval au bureau central, à M. le docteur Dally dans son établissement d'orthopédie, à M. le docteur Bouland, sur plusieurs malades du service d'orthopédie du bureau central dont il suit comme nous régulièrement les visites, à M. le docteur de Saint-Germain, au bureau central (service d'orthopédie) et à l'hôpital des enfants malades, en présence des élèves du service.

Cette obliquité du bassin, qu'elle soit primitive ou secondaire, doit jouer un rôle important dans la statique de la colonne vertébrale, car le bassin est la base sur laquelle elle se meut.

Cette obliquité a été parfaitement vue par certains auteurs; mais comme ils n'ont donné aucun moyen de la mesurer ni même de la reconnaître avec certitude, d'autres auteurs l'ont niée, d'autres enfin se sont trompés sur le sens de l'inclinaison.

Plusieurs auteurs, M. Jules Guérin, Duchenne
(de Boulogne), M. Dally, etc., attachent comme
moi une importance considérable à ce symptôme ; il
ne sera peut-être pas sans intérêt de placer ici quelques citations pour montrer la grande divergence
des opinions sur ce point ; je préciserai ensuite
quelle est la hanche la plus haute, c'est-à-dire le sens
de l'inclinaison latérale du bassin dans les diverses
espèces de scoliose.

Opinions de divers auteurs sur l'obliquité
latérale du bassin dans la scoliose ordinaire a
deux courbures, l'une dorsale, l'autre lombaire.
— « Dans la marche, il y a, sinon une claudication
formelle, au moins un embarras sensible qui provient de l'excédant relatif de longueur du membre
inférieur correspondant au côté surbaissé du bassin.»
Delpech, *Orthomorphie*, t. II, p. 7.

« La hanche droite est plus élevée. » Duval, *Revue
des spécialités méd. et chirurg.*, p. 25, 1842.

« Dans les 7/8 des déviations de l'épine, il y a un
des os des iles de plus élevé que l'autre.» Maisonabe,
Orthopédie clinique, t. I, p. 86.

« Il existe chez tous les sujets affectés de déviation, un phénomène constant et caractéristique : c'est
l'élévation du bassin du côté correspondant à la
concavité de la courbure dorsale. Cela est sans exception, même pour les déviations les plus légères. Ce
fait nous a paru être dans la plupart des cas le point
de départ de tous les autres désordres... le bassin
est plus élevé à gauche qu'à droite. » Chailly et
Godier, *Rachidiorthosie*, 1842.

« Les psoas, doués de beaucoup plus d'énergie du côté concave que de l'autre, attirent à eux le bassin et le fléchissent dans une direction antérieure et latérale tout à la fois. » Humbert et Jacquier, *Traité des difformités du système osseux*, t. III, p. 184.

« La hanche gauche est plus saillante que la droite; le bassin est incliné de manière à produire de l'inégalité dans la démarche; un des côtés du corps s'avançant plus que l'autre, la progression semble se faire obliquement. » Mellet, *Manuel d'orthopédie*, p. 155.

« Le bassin dans son ensemble, paraît déplacé eu égard au plan horizontal dans les grandes inclinaisons latérales des lombes qui accompagnent les courbures dorsales dominantes; une des crêtes iliaques s'enfonce au-dessous du thorax, l'autre le déborde au contraire au dehors; mais ce n'est là qu'un effet du déplacement du thorax lui-même; les dernières côtes ayant suivi le rachis ne correspondent plus directement au-dessus du bassin, les crêtes iliaques restant généralement sur le même niveau. Vous entendrez dire souvent qu'une hanche est plus haute que l'autre; mais avec de l'attention, il vous sera facile de vous assurer du contraire. » Bouvier, *Maladies chron. de l'app. locomot.*, p. 105.

« Les hanches ne sont pas, comme on le dit souvent, à une hauteur différente à droite et à gauche; les deux os coxaux sont nécessairement sur une ligne horizontale; toutes les fois que le bassin est bien conformé, on reconnaît aisément par le tact que les crêtes iliaques sont exactement à la même hauteur. » Bouvier et Bouland : *Dict. encycl. des sc. méd.* Art. Rachis, p. 596.

Cette inclinaison a, comme nous le montrerons bientôt, une importance considérable au point de vue du traitement.

Ces quelques citations prouvent combien les apparences dans les déviations de la taille peuvent induire en erreur, et combien il importe d'avoir recours à des moyens de mensuration.

Sens de l'inclinaison latérale du bassin dans les diverses espèces de scoliose. — 1° Scoliose ordinaire à deux courbures, l'une dorsale convexe à droite, l'autre lombaire convexe à gauche.

Le bassin est oblique de haut en bas et de droite à gauche; la crête iliaque plus haute se trouve du côté de la convexité dorsale, c'est-à-dire du même côté que l'épaule la plus haute.

Si la convexité dorsale se trouve à gauche, la lombaire à droite, c'est la hanche gauche qui est plus haute. Ainsi, dans la scoliose ordinaire, la plus commune, à deux courbures (convexité dorsale à droite, convexité lombaire à gauche) c'est la hanche droite qui est la plus haute.

2° Lorsque dans la scoliose à deux courbures, l'une d'entre elles est beaucoup plus forte, très prédominante, c'est la hanche du côté de la concavité de cette dernière courbure qui est plus haute ; par exemple :

Courbure lombaire ou mieux lombo-dorsale (Bouvier et Bouland) convexe à gauche ; dans ce cas, la

crête iliaque droite est plus haute que la crête iliaque gauche.

*Courbure dorsale très prédominante à convexité
droite :*

C'est la crête iliaque gauche qui est plus haute.

Dans ces derniers cas, les différences de hauteur
des hanches sont plus accentuées que dans la scoliose
sigmoïde ordinaire.

Ces faits sont la conclusion à laquelle nous a
amené l'observation, faite dans ce but, d'environ
200 malades, la plupart du bureau central (Service
d'orthopédie, sous le Dr Duval).

CHAPITRE VI

—

J'ai examiné à leur insu, dans la rue, la marche d'un certain nombre de scoliotiques que le hasard m'a fait rencontrer ; j'ai observé que souvent le membre inférieur correspondant à la hanche la plus haute se déjette en dedans, ce qui s'exagère lorsque le malade change de direction.

Dans la cyphose dorsale et dans la lordose, les angles que font normalement entre eux les divers segments des membres inférieurs sont modifiés ; ces mouvements, ces attitudes nouvelles des membres inférieurs sont tout à fait analogues aux mouvements, aux attitudes nouvelles que nous appelons, quand il s'agit de la colonne vertébrale, courbures de compensation ; seulement dans ce dernier cas les mouvements se passent dans un groupe d'articulations de la colonne vertébrale, tandis que dans le premier cas ils ont lieu dans les articulations beaucoup plus mobiles des membres inférieurs.

C'est une action réflexe produite par la sensation de la rupture de l'équilibre qui provoque la contraction des muscles qui rétablissent plus ou moins cet équilibre en produisant les courbures de compensation.

Tout le squelette, la tête, la colonne vertébrale, le bassin et les membres inférieurs sont une série de leviers articulés jouant en divers sens pour concourir à un même but.

Le changement qui survient dans la direction du bassin est le résultat d'un mouvement de compensation qui se passe dans les articulations coxo-fémorales ; le déjettement du membre inférieur droit en dedans est, lui aussi, un mouvement de compensation.

Depuis longtemps l'on a remarqué que dans la scoliose une des épines iliaques antéro-supérieure est portée en avant ; j'ai vérifié ce fait par le moyen suivant sur plusieurs malades du service d'orthopédie des hôpitaux de Paris, en présence du docteur Duval chargé de ce service : le malade, debout, se plaçait en face du mur, les pointes des pieds effleurant une ligne parallèle au mur tracée sur le parquet ; l'épine iliaque antéro-supérieure qui est plus en avant se trouve du même côté que la crête iliaque plus haute et sa projection en avant dans les cas que j'ai examinés variait de 1 à 3 centimètres ; elle résulte non seulement d'une rotation du bassin sur son axe vertical, mais surtout d'un mouvement qui se passe dans les articulations du tarse ; sur les calcanéums par l'intermédiaire des astragales (articulations astragalo-calcanéenne , astragalo-scaphoïdienne), les jambes accomplissent un mouvement de rotation par lequel l'une des épines iliaques antéro-supérieure est portée en avant, et l'autre en arrière ; c'est en partie par cette torsion qui se produit dans les jointures des membres inférieurs que l'épaule droite est portée plus en avant que la gauche ; cette torsion sans déformation qui se passe dans les membres inférieurs est une flexion de torsion qui s'ajoute à celle des articulations des vertèbres lombaires.

Tout le monde est d'accord que les courbures latérales du rachis appelées courbures de compensation sont produites instinctivement par l'action musculaire ; *les torsions de compensation*, qui sont la conséquence de la torsion primitive, sont également produites par l'action musculaire.

Il existe dans les déviations deux éléments : la déformation de flexion ou attitude vicieuse, et la déformation osseuse. « Dans tous les cas de scoliose, la flexion de la colonne vertébrale précède la déformation des vertèbres. » Malgaigne, *Leçons d'orthopédie*, p. 339.

Tout le monde admet les flexions latérales ; j'ai, le premier, admis une flexion de rotation, une flexion de torsion, qui est l'élément de la torsion qui produit la torsion osseuse. Ce qui me force à admettre cette flexion de torsion, c'est l'instantanéité pour ainsi dire avec laquelle les principaux mouvements orthopédiques diminuent la torsion ; or il est évident que cette diminution de la torsion en si peu de temps ne peut consister qu'en la diminution de la flexion de torsion. Nous avons été heureux de voir le docteur Bouland, qui d'abord avait vivement combattu cette idée, s'y rallier ensuite.

C'est par les flexions que se produisent les déformations vertébrales, c'est par des flexions orthopédiques dirigées en sens opposé qu'il faut les corriger.

Ces simples notions sur la flexion de torsion et sur la flexion latérale, qui sont en quelque sorte les pionniers de la déformation osseuse, sont fondamentales pour se faire une idée précise de ce que peuvent les attitudes et la gymnastique orthopédiques en créant des flexions opposées aux flexions pathologiques qui tendent à augmenter sans cesse les déformations osseuses et qui rentrent presque toujours pour 1/3 ou même pour la moité dans la difformité apparente.

Les flexions latérales et les flexions de torsion placent les os de la colonne vertébrale dans des rapports nouveaux tels que la pression est augmentée en certains points, diminuée sur d'autres. Cette pression asymétriquement répartie (la cause première, flexion latérale et flexion de torsion persistant toujours), cette pression, dis-je, asymétriquement répartie, produit les déformations scoliotiques aux époques de la vie où l'ossification de la colonne vertébrale n'est pas terminée.

Chez les scoliotiques, les mouvements des membres ne sont plus symétriques, si je puis m'exprimer ainsi ; la face antérieure du tronc regarde un peu à gauche (1), tandis que les pieds et la tête sont dans la direction normale ; les pieds et la tête sont comme les deux pôles, comme les deux extrémités d'un axe vertical autour duquel le reste du corps (tronc, cuisse, jambes) a tourné vers la gauche ; le tronc

____

(1) Scoliose ordinaire à convexité dorsale à droite, à convexité lombaire à gauche.

regardant à gauche par sa face antérieure, tandis que les pieds et la tête sont dans la direction normale, la direction a lieu légèrement de flanc ; dans cette position, pour se balancer d'une manière symétrique par rapport au tronc, les bras et les jambes devraient se porter en avant et un peu vers la gauche, mais de cette manière la progression n'aurait pas lieu en droite ligne, et le malade à chaque pas se porterait un peu vers la gauche.

La tête est disposée pour la marche droit devant elle, tandis que le tronc est disposé pour la marche à gauche et en avant.

Chez les scoliotiques, la marche a lieu de côté, les membres se meuvent d'arrière en avant, mais par rapport au tronc tourné à gauche, ils se meuvent d'arrière en avant et un peu à droite ; de telle sorte que le bras gauche se balance devant le tronc, tandis que le droit se meut en dehors et un peu en arrière du tronc ; l'asymétrie est frappante, si le malade se laisse entièrement aller sans le moindre effort. Les mouvements symétriques chez les sujets non déviés font contracter avec une égale force les muscles de chaque côté ; chez les scoliotiques il y a évidemment des différences, puisque les mouvements ne sont plus symétriques ; c'est ce qui explique la gêne et le manque de grâce que l'on constate chez eux dans certains mouvements des membres inférieurs et des membres supérieurs.

Le bras gauche, dans la marche, se porte en avant et à droite (projection en avant et adduction légères).

Le bras droit se porte en avant et à droite (toujours par rapport au tronc) projection en avant et adduction légères.

Cela tient à l'obliquité du tronc d'arrière en avant et de gauche à droite, mouvement d'obliquité qui se passe autour d'un axe vertical, autrement dit, *le diamètre transversal* du tronc est devenu oblique d'arrière en avant et de gauche à droite.

CHAPITRE VII

—

CHANGEMENT DE DIRECTION DES AXES DU RACHIS SCOLIOTIQUE.

(Convexité dorsale tournée à droite, convexité lombaire
tournée à gauche).

Le changement de direction des axes du rachis modifie considérablement l'anatomie et la physiologie de la colonne vertébrale.

1° Dans l'état normal et dans l'attitude verticale, tous les axes antéro-postérieurs des vertèbres sont contenus dans un même plan vertical qui partage le corps en deux moitiés latérales symétriques et qui est perpendiculaire au plan transversal du corps et tous les axes transversaux sont parallèles ; il n'en est plus ainsi dans la scoliose.

2° Dans la scoliose commune, l'axe antéro-postérieur des vertèbres tend à devenir transversal et se dirige en sens inverse à chaque courbure latérale et l'axe transversal tend à devenir antéro-postérieur.

3° Par cette rotation des vertèbres en sens inverse à chaque courbure, les conditions mécaniques du rachis sont considérablement modifiées ; toutes les faces latérales du côté des convexités scoliotiques tournant en arrière tendent à devenir postérieures, tandis que les faces latérales du côté des concavités tendent à devenir antérieures.

4° Il en résulte que l'axe antéro-postérieur tend à servir d'axe transversal, et que la flexion du rachis en avant, ayant lieu aussi dans le sens de toutes les concavités, les augmente toutes simultanément tant que le tronc n'est pas fléchi au-dessous de l'horizontale, tandis que l'extension, devenant en même temps une inclinaison latérale du côté des convexités, les diminue.

5° Le côté droit des vertèbres dorsales et le côté gauche des vertèbres lombaires étant tournés un peu en arrière, ce sont les muscles spinaux droits du côté de la convexité dorsale et les muscles spinaux gauches du côté de la convexité lombaire qui pendant l'extension du rachis et pour produire cette extension, rentrent en jeu.

Ainsi s'explique, dans la scoliose, l'utilité des traitements dits symétriques, qui sont, la plupart, des mouvements d'extension du rachis et que j'ai, le premier, préconisés contre la scoliose.

6° La face postérieure de la colonne dorsale qui, normalement, est convexe, devient concave par suite de la rotation scoliotique, et la face latérale droite, qui normalement est plane et verticale, affecte la forme d'une convexité tournée à droite et un peu en arrière.

7° Chez les scoliotiques dans l'attitude debout et dans l'attitude assise, la flexion et l'extension de la colonne vertébrale s'accomplissent surtout par la flexion ou l'extension du bassin ; le rachis lui-même ne se fléchit ou ne s'étend que dans les flexions et les extensions exagérées, ou lorsque le bassin est, ainsi que nous le conseillons avec les médecins suédois, fixé par un aide ou par des courroies, c'est-à-dire empêché de suppléer le rachis.

8° Pour étendre la colonne dorsale, appliquer les lombes contre un point fixe et porter en arrière la partie supérieure du dos et de la tête; pour redresser les courbures de la scoliose, provoquer l'extension générale du rachis en faisant décrire à la tête, au cou et au tronc une grande courbure générale à concavité tournée en arrière.

CHAPITRE VIII

—

Convexité dorsale tournée à droite, convexité lombaire tournée
à gauche.

1° Dans la scoliose commune, les corps vertébraux
de la courbure cervico-dorsale étant tournés à gauche
et la face restant toujours tournée directement en
avant, il en résulte que la tête est tournée trop à
droite par rapport à la colonne cervicale.

2° Dans l'attitude assise, quand le dos est appuyé,
la saillie des côtes droites en arrière, c'est-à-dire la
gibbosité, porte l'hémithorax droit un peu en avant
et, par suite, les corps vertébraux de la courbure
cervico-dorsale un peu plus à gauche, ce qui nécessite, de la part de la tête, pour se mettre de face une
plus grande rotation à droite.

3° Pendant l'action du membre supérieur droit: en
portant à la bouche les aliments ; dans un grand
nombre de travaux manuels: en écrivant, etc., la tête
tourne légèrement à droite (rotation nuisible).

4° Par la courbure scoliotique lombaire, le thorax
est déjeté à droite. Un fil à plomb, tombant de
l'acromion droit, s'éloigne plus du sacrum ou de la
crête iliaque correspondante que le fil à plomb tombant de l'acromion gauche ; — trois segments du

rachis s'inclinent à gauche : ce sont le sacrum, la moitié inférieure de la courbure lombaire et la moitié supérieure de la courbure dorsale ; deux segments (la moitié supérieure de la courbure lombaire et la moitié inférieure de la courbure dorsale) s'inclinent à droite, et, par la prédominance de leur longueur et de leur inclinaison, ils produisent le déjettement du tronc à droite, symptôme auquel les cliniciens devront attacher une grande importance en raison des nombreuses applications thérapeutiques qui en découlent.

5° Par suite du déjettement du tronc à droite, le centre de gravité passe par le pied droit et le hancher a lieu sur le membre inférieur droit.

6° La face antérieure du tronc regarde un peu à gauche, tandis que les pieds et la tête sont dans la direction normale ; les pieds et la tête sont comme les deux pôles, comme les deux extrémités d'un axe vertical autour duquel le reste du corps (tronc, cuisses, jambes) a tourné vers la gauche ; le but de cette rotation de l'ensemble du corps à gauche est de rapprocher du milieu de la base de sustentation le centre de gravité qui s'en éloigne par le déjettement du tronc à droite ; en effet, par ce mécanisme, l'extrémité supérieure du levier représenté par la courbure scoliotique lombaire tourne en avant et se rapproche du plan vertical antéro-postérieur passant entre les talons, et le poids du corps se trouve ainsi moins mal réparti sur les deux pieds.

Pour combattre ces symptômes :

A. — Le scoliotique doit, autant que possible,

tourner la tête à gauche et se mettre à droite de la personne à qui il parle, soit en se promenant, soit dans la station assise ; il devra, autant que possible, manger et boire de la main gauche, etc.

B. — Les pieds se trouvant dans l'attitude normale et la tête restant de face, faire pivoter (ce qui est extrêmement facile) l'ensemble du corps de manière que la face antérieure du tronc, des jambes et des cuisses, au lieu de regarder en avant et à gauche, regarde en avant et à droite.

Le déjettement du thorax à droite et la rotation de l'ensemble du corps à gauche produisant le hancher droit (hancher nuisible), il faut conseiller aux scoliotiques, en même temps que cette rotation de l'ensemble du corps à droite, le déjettement du thorax à gauche et en avant qui produisent le hancher gauche (hancher utile aux scoliotiques).

C. — Pour produire le déjettement du tronc à gauche, on peut tirer parti de la ceinture à levier horizontal de Brown (de Boston), mais en ayant soin de l'employer exactement en sens inverse de la manière préconisée par son auteur. Il faut, en effet, que le levier se trouve du même côté que la plaque dorsale ; cet appareil ainsi appliqué a une action analogue aux mouvements de projection des bras à droite et en arrière, qui constitue un des traitements les plus importants de la scoliose commune.

CHAPITRE IX

—

RENVERSEMENT DES PRESSIONS DANS LE TRAITEMENT
DE LA SCOLIOSE

Les meilleurs moyens de traitement de la scoliose
sont ceux qui créent des conditions mécaniques et
des pressions opposées aux conditions pathologiques,
en transportant ces pressions du côté des convexités
vertébrales, c'est-à-dire en créant des conditions
mécaniques déformantes analogues à celles qui ont
créé la déviation, mais agissant en sens inverse et
tendant à produire une déformation inverse qui
corrige la première. Par ces moyens, la pression
asymétrique passe donc du côté concave sur le côté
convexe et la pesanteur, cause principale de la déformation, ainsi utilisée par la transformation en force
ortho-morphique, devient la cause principale du
redressement ; à elle seule, par ses pressions et ses
tractions, elle tend à reproduire la même déviation,
mais en sens inverse. C'est dans la station debout
ou assise que, par le poids des parties supérieures, elle
déforme ; c'est dans la station debout ou assise qu'elle
doit redresser ; dans ces positions seules, l'on peut
créer des conditions mécaniques semblables, mais
agissant en sens opposé à celles qui ont créé la déviation ; par le décubitus (plans inclinés, lits orthopédiques), on supprime la cause déformante, la pesan-

teur, mais on ne l'utilise pas. En dehors des soins dus à l'état général, il est évident que toute l'orthopédie mécanique du rachis réside dans la suppression et l'utilisation alternatives de la pesanteur; pour utiliser la pesanteur, il faut renverser les pressions, et tel est le but principal que l'orthopédie doit s'efforcer d'atteindre. Parmi les moyens que je préconise, un certain nombre se rapprochent de ce but, quelques-uns l'atteignent, c'est-à-dire renversent à la fois toutes les flexions et transportent la pesanteur du côté des convexités pathologiques.

Par les suspensions, la pesanteur, agissant selon les lois du pendule, tend à ramener vers la ligne axuelle verticale tous les segments du rachis qui s'en écartent et, par l'oscillation des parties sousjacentes suspendues, chaque vertèbre subit de son côté convexe une certaine pression orthomorphique.

Le corset, en atténuant les flexions vertébrales ou en les étayant de leur côté concave, atténue les effets des leviers nuisibles créés par ces flexions et diminue, dans une certaine mesure, l'action déformante de la pesanteur. L'idéal d'un corset serait de renverser non seulement la flexion lombaire, mais encore la flexion dorsale; la ceinture de Hossard renverse la flexion lombaire et, par compensation, la flexion dorsale s'atténue; un corset orthopédique doit exercer deux pressions essentielles : 1° une pression latérale de droite à gauche au niveau des dernières côtes et par elles sur l'extrémité supérieure de la courbure lombaire; 2° une pression de gauche à droite sur les côtes supérieures, pression que celles-ci transmettent à l'extrémité supérieure de la courbure dorsale ; le bandage rachidien de Barwel (1) représente un effort sérieux dans ce sens ; le corset de Nyrop (1), qui localise la pression de droite à gauche sur la voussure des côtes droites et la contre-pression par deux tuteurs latéraux placés du côté

(1) Nous empruntons à la thèse d'agrégation du Dr Baudry (Traitement de la scoliose, 1883) la description de ces deux appareils.

Voici la description de l'appareil le plus récent de Nyrop, tel qu'il est figuré dans l'ouvrage de P. Vogt :

« *Corset à ressorts, de C. Nyrop.* — Une ceinture pelvienne, analogue à celle de la plupart des appareils, supporte un tuteur médian postérieur, à l'extrémité supérieure duquel s'articulent deux branches horizontales. Les extrémités de cette traverse horizontale se dirigent sous les aiselles en forme de croissants ou béquillons. Deux tuteurs latéraux relient la ceinture pelvienne à l'une des branches (gauche ou droite, suivant le cas) de la traverse horizontale. Au tuteur médian, postérieur, sont fixés : 1° un ressort d'acier recourbé sur lequel glisse une pelote destinée à faire pression sur la saillie costale et par son intermédiaire sur la courbure rachidienne ; 2° une bande élastique, laquelle contournant les deux tuteurs latéraux et prenant point d'appui sur eux, vient se relier à l'extrémité libre du ressort d'acier (d'après Vogt).

« On comprend que, grâce à ce mécanisme, la pression exercée par la pelote et le ressort d'acier est directement appliquée sur la voussure pathologique des côtes, tandis que la contre-pression, au lieu d'avoir lieu sur un autre point du thorax ou des lombes, se fait par la bande élastique au niveau des deux tuteurs latéraux. P. Vogt regarde cet appareil comme le meilleur de tous les corsets. Nous le trouvons peut-être ingénieux, mais nous doutons fort qu'il prenne un point d'appui solide sur le bassin. Une ceinture pelvienne aussi étroite ne doit pas l'empêcher de basculer.

« En Angleterre, nous trouvons surtout employés les corsets de

gauche et reliés à la pelote de droite par une bande élastique, restreint intelligemment les points de compression des corsets orthopédiques qui, d'ailleurs, agissent presque tous en exerçant, plus ou moins mal, une pression élastique, ou non, de droite à gauche sur la convexité dorsale par l'inter-

Barwel et de Heather Bigg. E. Noble Smith décrit dans son ouvrage et recommande un appareil inventé par E. L. Chance.

« R. Barwel condamne les ceintures ou corsets rigides parce qu'ils réduisent les muscles du tronc à une immobilité presque complète et parce qu'ils basculent faute de point d'appui solide. Les deux appareils qu'il a inventés et qui trouvent leur application dans la généralité des cas, sont le « lien bandage » et le « dorso-lumbar bandage. »

« 1° *Bandage lombaire de Barwel*. — Un lien arrondi bien rembourré contourne la partie supérieure de la cuisse d'un côté, et donne attache à un coussin triangulaire situé au niveau de la hanche. Des deux angles supérieurs de ce coussin part une sorte de ceinture d'un tissu assez résistant, laquelle va en s'élargissant, de telle façon qu'elle atteint sa plus grande dimension au point où elle s'applique sur le sommet de la déviation lombaire. Pour maintenir en place cette partie de l'appareil, deux bretelles, l'une antérieure, l'autre postérieure, la relient obliquement à un lien qui contourne l'épaule. Une série d'anneaux formés d'un cordon très fort de caoutchouc, unissent ensemble les différentes pièces de l'appareil et constituent la force élastique destinée à produire les pressions. Enfin, un mécanisme particulier permet au chirurgien de varier à son gré cette tension élastique (d'après Barwel).

« 2° *Bandage dorso-lombaire de Barwel*. — Il comprend les mêmes parties que le précédent et possède, en outre, une large pièce qui embrasse l'épaule et la région thoracique déformées.

« Le chirurgien anglais fait remarquer que le succès de ces bandages dépend de leur convenable adaptation, aussi coupe-t-il toujours lui-même les patrons des ceintures sur le corps de chaque malade, les essayant à plusieurs reprises avant de les terminer. Leur construction repose sur ce principe : que la

médiaire de la voussure des côtes droites, laquelle pression a pour but d'incliner à gauche l'extrémité supérieure de la courbure lombaire qui se trouve ainsi atténuée ; 2° par l'intermédiaire du tuteur latéral gauche et du béquillon qui le termine, une pression ou contre-pression de gauche à droite sur l'extrémité supérieure de la courbure dorsale qui se trouve ainsi également diminuée.

Je ne saurais trop conseiller aux fabricants d'adapter aux corsets des liens assez larges ou bretelles axillaires qui tirent fortement les épaules en arrière à la façon du huit de chiffres de Bouvier et Boulaud, et nos tubes de caoutchouc qui tirent les épaules des enfants en arrière vers le dossier de la chaise et le corset de A. de Chance (1), atteignent ce but.

force d'un appareil doit être appliquée aussi près que possible de la direction des rayons de courbure ; enfin leur élasticité permet certains mouvements, certains exercices et ne gêne en aucune façon la liberté de la respiration.

« Le professeur P. Vogt regarde les bandages élastiques comme très ingénieux ; mais, contrairement à l'opinion de M. Barwel, il ne leur attribue qu'une puissance très limitée. »

(1) « *Corset Chance*. — Il se compose d'une ceinture pelvienne assez résistante pour que, dans la position assise, la partie postéro-inférieure venant s'appuyer sur la chaise, soutienne le tronc et la colonne vertébrale par l'intermédiaire des autres pièces du corset. Cette première pièce supporte une tige médiane postérieure, laquelle remontant jusqu'au niveau des épaules donne attache : 1° au niveau des lombes à une ceinture abdominale ; 2° à des plaques latérales variables de nombre et de siège suivant les cas ; 3° à sa partie supérieure, à un coussinet placé entre les deux épaules et duquel partent des courroies ou bretelles axillaires (d'après Smith). » Baudry.

CHAPITRE X

—

1° *Influence des contractions musculaires et de
l'état général.* — Le rachis se compose de plusieurs
leviers inclinés (tête, colonne cervicale, colonne dorsale, colonne lombaire, sacrum). Les inclinaisons
de ces leviers, normales ou pathologiques et en sens
opposé, se compensent pour l'équilibre et pour l'accommodation du corps. La puissance (muscles spinaux) varie comme l'état général et s'accroît par les
mouvements orthopédiques ; la résistance (poids du
rachis et des parties qu'il supporte : tête, thorax,
membres supérieurs) est à peu près invariable ; elle
ne peut varier que par la diminution de l'inclinaison
des leviers. L'inclinaison des leviers rachidiens est
en raison inverse de l'état général, c'est-à-dire de la
force musculaire ; plus l'état général est bon, moins
l'inclinaison est grande, et quand la force musculaire
augmente, les inclinaisons ou courbures vertébrales
diminuent ; la rectitude du rachis dépend étroitement

du rapport qui existe entre la puissance (muscles spinaux) et la résistance (rachis, etc.)

Quand ce rapport se modifie aux dépens de la puissance, le danger de la déformation survient. C'est en modifiant le rapport à l'avantage de la puissance que l'on fait la meilleure prophylaxie et la meilleure gymnastique orthopédiques. Or, on favorise la puissance des muscles spinaux : 1° par les soins (1) donnés à l'état général et en évitant la fatigue des muscles qui résultent des attitudes trop prolongées ; 2° par la gymnastique, qui, tout en améliorant l'état général comme toutes les gymnastiques, renforce et en quelque sorte hypertrophie, en vertu de la loi du fonctionnement, les muscles (2) des convexités qui jouent le principal rôle de redressement en localisant par l'artifice orthopédique les contractions musculaires sur ces convexités. On pourrait appeler ces exercices : mouvements à action latérale ; et les exercices contre la cyphose et la lordose, mouvements à action antéro-postérieure ou postéro-antérieure. Or, je démontrerai qu'un grand nombre de mouvements antéro-postérieurs employés contre la cyphose et la lordose jouent un rôle très utile contre la scoliose ;

(1) Qui de plus diminuent la malléabilité du tissu osseux et sa résistance aux pressions asymétriques.

(2) De même que chez les danseurs ce sont les muscles des mollets, chez les forgerons les muscles des bras qui s'hypertrophient et facilitent ainsi le jeu des jambes et des bras, de même chez les scoliotiques soumis aux mouvements qui localisent le travail musculaire sur les convexités, les muscles de ces convexités doivent prendre un excès de développement pour faciliter le redressement du rachis, porter et facilement maintenir sur les côtés convexes les pressions asymétriques

non seulement ils diminuent la cambrure, élément nuisible des déviations latérales, mais encore, en multipliant pendant leur exécution la puissance des muscles spinaux, ils diminuent énormément à ce moment la tendance aux inclinaisons latérales ; de plus, quand le rachis est placé dans ces conditions favorables à son redressement, ces mouvements n'agissent pas d'une façon absolument symétrique chez les scoliotiques, car ils mettent en jeu de préférence les muscles des convexités ; aussi depuis longtemps conseillons-nous aux scoliotiques plusieurs mouvements symétriques, dont ceux qui portent fortement les épaules en arrière (bâton entre le dos et les bras, attelage, etc.) et que leurs auteurs emploient exclusivement contre la scoliose. Nous nons bornerons dans ce chapitre à exposer deux mouvements symétriques que nous avons imaginés.

CAMBRURE ARTIFICIELLE AVEC EFFACEMENT DES ÉPAULES

Position. — Debout, les pieds rapprochés, les pointes en dehors, les bras allongés, les coudes au corps, le menton rapproché du cou.

Mouvement. — Porter fortement les épaules en arrière en serrant les bras, les coudes près du corps et en même temps élever très fortement les fesses, de façon à produire une violente contraction de la masse sacro-lombaire ; exécuter lentement avec lessain dans cette position une sorte de dodelinement, c'est-à-dire quelques mouvements latéraux mêlés de rotation (1).

Mode d'action. — Ce mouvement nous paraît agir, surtout en provoquant une contraction générale violente des muscles spinaux dans toute la hauteur du rachis, le long du cou par l'attitude de la tête, à la région dorsale par l'effacement et le rapprochement des épaules en arrière et aux lombes par le relèvement des fesses. Il faut avoir bien soin, pendant cet exercice, de tenir tout le temps les omoplates fortement portées en arrière, leurs bords internes rapprochés; sans cette condition, les muscles spinaux au niveau de la colonne dorsale ne seraient point contractés et le mouvement aurait infiniment moins d'énergie. Il se passe, dans cet exercice, un fait très important : c'est par la contraction violente et pendant cette contraction la multiplication de la puissance des forces qui meuvent le rachis, la résistance représentée par celui-ci et les parties attenantes étant à peu près invariables (2). De sorte que la force acquiert ainsi une très grande puissance sur les courbures, la résistance représentée par le poids du

(1) Pendant ce temps, tenir le menton rapproché du cou, la tête droite, sortir la poitrine et avoir soin en portant les épaules en arrière de leur faire exécuter un mouvement de bascule par lequel l'omoplate perd son inclinaison, son angle inférieur se portant en avant, son bord supérieur en arrière, la saillie des omoplates disparaissant ainsi. Par la pression pratiquée en arrière sur la partie supérieure des fesses par un aide, ce mouvement acquiert ainsi une plus grande efficacité.

(2) Il y a une certaine variation dans la résistance qui dépend de la plus ou moins grande inclinaison des courbures du rachis.

rachis et des parties qu'il soutient devenant proportionnellement, sinon insignifiante, au moins, très facile à vaincre ; c'est là une des causes de la facilité avec laquelle un certain nombre de mouvements, quoique symétriques, permettent de redresser le rachis.

Après cette explication, il est facile de se rendre compte de quelle puissance jouissent les mouvement orthopédiques qui mettent en jeu simultanément les muscles des diverses convexités ; et « si l'on doit s'attacher dans ces exercices à faire agir, par dessus tout, les muscles de la convexité des courbures, ce n'est donc nullement afin de remédier à une inégalité imaginaire des fléchisseurs latéraux du rachis : c'est simplement parce qu'on ne redresse pas un arc en contractant sa corde et parce qu'il faut pour cela une puissance qui agisse en sens opposé. Les muscles de la convexité sont ici des agents mécaniques, fournis par l'organisme lui-même, et mis en jeu par le médecin pour obtenir un effet mécanique, un mouvement des vertèbres qui les ramène à une meilleure position. » Bouvier et Bouland, *Dict. encycl. des sciences méd.* (Rachis).

Les muscles spinaux situés le long de la convexité dorsale étant contractés, et les épaules fortement portées en arrière, le relèvement des fesses, c'est-à-dire la production d'une forte cambrure, non–seulement n'est pas nuisible, mais au contraire influence de la façon la plus favorable le redressement des courbures antéro-postérieures et des courbures latérales, et cela en stimulant vigoureusement la contraction des muscles spinaux ; si les muscles spinaux de la voussure dorsale ne sont pas contractés, ni les épaules portées en arrière, la production d'une forte cambrure devient alors très nuisible, et, par compensation, augmente énormément cette voussure dorsale ; il ressort de ceci, que l'action de la cambrure artificielle que l'on produit en relevant les fesses, en creusant les reins, diffère selon que, pendant cette action, la colonne dorsale est abandonnée à son état naturel ou fortement redressée par la contraction de ses muscles spinaux.

On peut exécuter le même mouvement assis. Il est utile de donner au bassin une fixité relative en l'appliquant fortement contre le bas du dossier de la chaise ; dans cette attitude, le bassin est naturellement moins incliné par rapport à l'horizon et la cambrure naturelle moins prononcée, de plus il n'existe pas, comme dans l'attitude debout, la possibilité de modifier les courbures du rachis par des changements de direction des leviers qui constituent les membres inférieurs ; en effet, dans la cambrure, il peut se faire que le centre de gravité soit porté en arrière par une oscillation des jambes sur les pieds, oscillation qui ouvre l'angle que la jambe fait en avant avec le pied et qui entraînant trop en arrière le centre de gravité, sollicite la tête et le haut du tronc à se porter en avant en cyphose cervico-dorsale ; après l'exécution du mouvement que je préconise, les jambes oscillent légèrement en avant, diminuant ainsi l'angle des jambes avec les pieds et favorisent, par suite, le redressement du bassin et de la cambrure, c'est-à-dire l'attitude très droite du rachis.

Pour se cambrer, si l'on renverse directement le thorax en arrière, sans qu'aucune contraction ne se passe à la voussure dorsale (1), on obtient dans l'attitude debout un effet nuisible qui l'est un peu moins dans l'attitude assise. Cependant, dans cette attitude, le simple relèvement des fesses provoque très souvent la contraction des spinaux dorsaux.

EXTENSION DU TRONC AVEC APPUI DES OMOPLATES SUR LE DOSSIER DU SIÈGE

Position. — Assis sur une chaise, porter fortement les fesses en arrière et prendre appui sur le dossier avec les omoplates rapprochées l'une de l'autre et fixées par le poids du buste légèrement renversé en arrière (2); avoir soin de tenir la tête dans une attitude correcte.

Mouvement. — Après quelques minutes de cette attitude (3) on peut se mettre un peu de côté, de

(1) Si l'on tient la tête droite, le menton bien rapproché du cou et que l'on porte ainsi, tout d'une pièce, la tête et le cou fortement en arrière, on provoque le redressement de la voussure dorsale, et si, dans cet état, l'on renverse directement le thorax en arrière, cette cambrure artificielle, à cause de la contraction des spinaux dorsaux, a encore pour effet de redresser les courbures du rachis.

(2) Il faut appuyer sur la partie inférieure des omoplates.

(3) Le mouvement est plus efficace si l'on tient les cuisses et les talons rapprochés, la pointe des pieds en dehors.

façon à n'appuyer que sur une omoplate (1) (la droite), ce qui donne au maintien un certain abandon gracieux.

Sur les bancs des promenades ou des jardins, l'on peut rendre cette attitude plus efficace en appuyant fortement sur les talons, ce qui sollicite le bassin à se soulever par l'effort d'extension qui se passe dans le genoux (2) et augmente la pression sur les omoplates.

Mode d'action. — Pendant que les épaules effacées sont fixées, que la colonne dorsale est maintenue droite, le relèvement des fesses a pour effet de provoquer puissamment le redressement du rachis. Cette cambrure artificielle, gênée par le redressement de la colonne dorsale qui ne peut plus ainsi s'accommoder, se mettre en cyphose de compensation, n'a d'autre effet que d'exciter violemment la contraction de tous les muscles spinaux, et dans ces conditions il devient facile, par le simple sentiment de l'équilibre, de redresser les courbures rachidiennes (3) ; il

(1) Nous rappelons que c'est la scoliose ordinaire à convexité dorsale tournée à droite que nous avons prise pour type, et si l'on veut mieux localiser l'action de ce mouvement sur l'omoplate droite, c'est avec le talon du pied droit qu'il faut exercer la pression sur le sol en ayant soin de tourner la tête à gauche et de porter le buste un peu à gauche sans le fléchir.

(2) Cet effort d'extension du genoux provoque des efforts analogues à l'articulation coxofémorale et à la colonne dorsale qui ont pour effet de redresser le bassin et la cyphose dorsale ; mais comme la pression des pieds provoque le redressement de tous les leviers, la cambrure, qui est une extension des lombes, diminue ainsi que l'angle du promontoire et la colonne lombaire tend à se fléchir sur le bassin.

(3) Pendant cette attitude, les scoliotiques exécutent instinc-

y a ici une situation opposée à celle qui existe dans les cas de convalescence, de faiblesse, d'anémie, de maladie chronique en général, où la résistance présentée par le rachis devient proportionnellement plus grande, vu que la force représentée par les muscles spinaux affaiblis est diminuée. La faiblesse nécessitant pour la fixité que la colonne vertébrale doit fournir aux membres et que les muscles spinaux ne peuvent pas lui donner des courbures latérales ou antéro-postérieures (1), il en résulte encore une augmentation de la résistance, et par suite des pressions unilatérales déformantes, tandis qu'au contraire, lorsque les muscles sont très vigoureux ou pendant la contraction provoquée par la fixité des segments rachidiens (colonne lombaire, colonne dorsale, colonne cervicale, sacrum et bassin), la rectitude s'obtient facilement et il se produit moins souvent des courbures destinées à donner un appui solide au jeu des membres, les muscles remplissant cette fonction en grande partie ; de plus, l'accroissement passager de la force musculaire provoquée par les contractions

tivement de légers mouvements presque imperceptibles qui sont souvent de vagues ébauches de certains mouvements et attitudes que nous préconisons contre la scoliose. Il vaut mieux préciser aux malades les moyens par lesquels ils favorisent et rendent très efficaces ces efforts instinctifs de l'équilibre modifié par l'exercice orthopédique : nous leur conseillons de tourner légèrement la tête à gauche, de porter l'hémithorax droit un peu en arrière, de s'asseoir sur l'ischion droit et de porter tout d'une pièce le tronc à gauche sans le fléchir.

(1) Par suite de la faiblesse musculaire, les courbures ou flexions latérales ou antéro-postérieures, sont également des attitudes passives.

ou dû à la vigueur permanente de ces muscles, rend, comme nous l'avons déjà dit, la force tellement supérieure à la résistance que celle-ci est très facilement vaincue et que naturellement et simplement par l'instinct de l'équilibre, la vigueur ou les mouvements symétriques bi-latéraux tiennent ou ramènent facilement la colonne vertébrale dans une attitude normale.

Nous faisons quelquefois ajouter à ce mouvement l'extension de la tête en arrière contre la résistance, des deux mains du sujet jointes derrière le sommet de la tête et des bras qui surplombant ainsi en arrière font une pesée sur l'angle inférieur des omoplates pressées par ce poids sur le bord du dossier.

CHAPITRE XI

—

INFLUENCE DU POIDS DES OBJETS SUR LA DIRECTION
DU RACHIS.

Il y a à considérer l'influence des objets placés en avant, en arrière, à droite, à gauche (1).

OBJETS PLACÉS EN AVANT. — *Les objets placés en avant, c'est-à-dire du côté de la flexion du rachis, diminuent la cambrure lombaire ;* il en est de même des tumeurs abdominales, de l'obésité, etc.

OBJETS PLACÉS EN ARRIÈRE. — Prenons pour exemple l'action du havre-sac ou sac du soldat ; le poids du sac, par l'intermédiaire des courroies qui embrassent les épaules et les tirent en arrière, favorise la contraction des muscles spinaux, et, par l'intermédiaire de la clavicule et des premières côtes exerce sur l'extrémité supérieure de la colonne dorsale courbée en cyphose une traction dirigée de haut en bas et d'avant en arrière, dans le sens des extenseurs et favorable au redressement de la cyphose.

Mais ce poids, agissant dans le sens des extenseurs et du côté de la concavité lombaire, semblerait au premier abord devoir augmenter cette concavité, c'est-à-dire la cambrure. Il n'en est rien : *non seulement le redressement de la courbure dorsale force la*

(1) Voir traitement de la lordose, chapitre XLI.

courbure lombaire à s'accommoder par diminution de la cambrure, mais encore le supplément de poids produit par le sac du côté de l'extension nécessite, pour rétablir l'équilibre, une inclinaison générale du tronc en avant, c'est-à-dire un certain degré de flexion de la colonne lombaire, flexion par laquelle la cambrure est également diminuée. Le sac des écoliers, chargé de cahiers et de livres, agit de la même manière.

Objets placés de coté. — Je considérerai l'influence des objets placés du côté droit dans la scoliose ordinaire, c'est-à-dire à convexité dorsale tournée à droite, à convexité lombaire tournée à gauche. *Le mécanisme se réduit à redresser la convexité dorsale en augmentant le poids du côté de cette convexité tournée à droite, pendant que la colonne lombaire, pour rétablir l'équilibre du tronc, s'incline à gauche et redresse ainsi sa propre courbure.* Après avoir trouvé ce mode d'action, il m'a été facile de rapprocher et de classer ensemble un nombre considérable d'attitudes et de mouvements qui paraissaient n'avoir rien de commun. Ainsi : (la position horizontale du bras droit conseillée par le docteur Bérend, de Berlin), — (toutes les charges appliquées sur l'épaule droite, fusil, etc.), ou sur l'avant-bras (paniers, etc.), ou entre le bras droit et la poitrine, le bras et l'épaule fortement portés en arrière : serviettes, livres (docteur Reynier), — ou les poids tenus à la main, le bras tombant (Guimard).

Chaque fois que l'on charge la courbure dorsale du côté de sa convexité, on augmente la puissance du côté droit, c'est-à-dire que les vertèbres de la courbure dorsale sont ainsi soumises à une puissance plus considérable. C'est là un fait extrêmement important et fécond en conséquences thérapeutiques ; la force, qui tire à droite les vertèbres dorsales et diminue leur inclinaison à gauche, se trouve composée non seulement de la puissance des muscles qui redressent la convexité dorsale, mais encore du poids des divers objets portés sur le membre supérieur droit, et tendant à incliner à droite les vertèbres dorsales sur lesquelles le poids de ces objets est transmis.

Un autre fait extrêmement important, c'est que la concavité lombaire non seulement n'est pas augmentée par la surcharge du côté droit, mais encore est redressée pour l'équilibre qui exige la contraction vigoureuse des muscles qui inclinent les lombes et par suite la totalité du thorax à gauche.

Je redresse la courbure cervico-dorsale en ajoutant l'inclinaison et la rotation de la tête à gauche.

CHAPITRE XII

—

INFLUENCE DE LA FERMETÉ DES PLANS D'APPUI
DANS LA SCOLIOSE.

Les plans de sustentation doivent être durs, aussi
bien dans la station debout ou assise que dans l'attitude couchée. Les auteurs ne se sont occupés que
du plan pour le décubitus. Cependant la dureté des
plans dans les autres attitudes n'est pas moins importante.

Dans la station assise, la mollesse du siège crée
une sorte de plan incliné nuisible, dirigé de haut
en bas, et d'avant en arrière, du bord antérieur du
siège aux points où les ischions enfoncent. Mais
là ne se borne pas la nocuité de la mollesse du
siège. Il est important que le bassin, base de sustentation du tronc, soit mobile le moins possible.
La précision et la souplesse des membres supérieurs
dépendent beaucoup de la fixité plus ou moins
grande du bassin. Il est évident que plus le siège
est mou et mobile, plus le bassin devient mobile
à son tour ; je reviendrai plus loin avec détails sur
ces questions qui présentent un grand intérêt.

Je vous démontrerai plus loin les inconvénients
des surfaces glissantes : verglas, parquets cirés, etc.,
et réciproquement les avantages d'un sol légèrement
rugueux, au point de vue de la fixité relative du pied

et de la fermeté du maintien. Nous savons tous combien il est fatiguant et malaisé de marcher sur un terrain mou, qu'il soit labouré, sabloneux, couvert de neige ou détrempé (1). A ce point de vue, la navigation, en rendant extrêmement variable et mobile la base de sustentation, est nuisible. L'équitation, quoique à un degré moindre, présente les mêmes inconvénients qui deviennent à peu près insignifiants en voiture. A ce propos, je dois critiquer le vélocipède, la machine à coudre à pédales, et le métier de tisserand, qui exigent une mobilité perpétuelle des pieds, laquelle se communique au bassin et enlève ainsi aux attitudes du tronc et de la tête une grande partie de leur force et de leur fermeté.

Ces attitudes gênent et modifient légèrement la respiration.

Le vélocipède n'a pas les mêmes inconvénients que la machine à coudre, ni le métier de tisserand, parce que les mains, prenant un solide point d'appui sur le gouvernail, permettent au thorax de respirer librement. Il faut ajouter à cela la différence du milieu qui est énorme : le vélocipède a l'avantage du grand air vivifié par la rapidité de la course ; tandis que le tisserand et l'ouvrière de la machine à coudre travaillent dans un air confiné.

Parmi ces métiers, je puis encore citer celui d'organiste, qui présente, lui aussi, mais à un degré très léger, les inconvénients que je viens de mentionner.

---

(1) La terre fraîchement piochée ou labourée augmente encore, par les bosselures des mottes et la variation de l'équilibre, la difficulté de la marche.

Quant au jeu des pédales du piano, il ne peut guère avoir qu'une action insignifiante.

En ce qui concerne l'attitude couchée, la dureté du matelas (1), en fournissant un appui uniquement aux convexités, a non seulement pour but de permettre à l'arc qui constitue cette convexité scoliotique ou cyphotique, de se redresser, mais encore de faciliter la plupart des mouvements que l'on fait dans le lit.

En effet, prenons la courbure de la cyphose dorsale : le centre de cette courbure appuie sur le plan incliné ou horizontal, et les deux segments de l'arc qu'elle présente, partant du point d'appui, dirigés l'un du côté du cou, l'autre du côté des lombes, constituent chacun un levier dont la puissance est représentée par la distance qui sépare le point d'appui de l'extrémité de chaque segment d'arc. Ces deux leviers, en vertu des lois de la pesanteur, tendent chacun à venir toucher le plan par leur extrémité libre et à redresser ainsi la cyphose. Même mécanisme pour la courbure dorsale scoliotique et toutes les courbures en général. Il est bon de remarquer que, soit dans le décubitus dorsal, soit dans le décubitus latéral, l'appui se fait sur les côtes, vu que les reliefs formés en arrière par les angles costaux et les omoplates dépassent le niveau de la ligne épineuse.

____

(1) Dureté que l'on obtient au moyen d'une planche placée sous le matelas.

CHAPITRE XIII

DES PLANS INCLINÉS ET DES TALONS HAUTS DANS LE TRAITEMENT DES DÉVIATIONS.

Dans la scoliose commune, le bassin présente une obliquité latérale de haut en bas et de droite à gauche.

Dans la cyphose dorsale, généralement accompagnée d'ensellure lombaire ou cambrure, l'inclinaison du bassin est considérablement augmentée.

L'on combat l'inclinaison transversale ou obliquité latérale *en inclinant en sens inverse*, dans la station debout et dans la station assise, les plans d'appui des pieds ou des ischions.

L'excès d'inclinaison de haut en bas et d'arrière en avant, que présente le bassin dans la cyphose dorsale avec cambrure de compensation, diminue également ou disparaît si l'*on incline dans le même sens* les plans d'appui.

1° PLANS INCLINÉS DE HAUT EN BAS ET D'ARRIÈRE EN AVANT. — Je ne saurais trop recommander, pour les sièges (des bancs des écoles, des chaises, etc.), la direction inclinée de haut en bas et d'arrière en avant, que l'on obtient en faisant légèrement raccourcir les pieds de devant, ou bien en mettant un bout de planche sous les pieds de derrière : autant les sièges ainsi inclinés contribuent au redressement des courbures antéro-postérieures, autant les sièges mous, dépressibles, sont nuisibles en créant, sous l'influence de la pression du corps, une sorte de plan incliné en sens inverse, c'est-à-dire de haut en bas et d'avant en arrière, du bord antérieur au point où les ischions enfoncent. Dans la station debout, les plans inclinés de haut en bas et d'arrière en avant (*pentes*), favorisent puissamment la rectitude du corps. (Dans mon pays, dans les Alpes, à Sisteron, qui n'est que descentes et montées, j'ai constamment été frappé de ce fait que je me tenais beaucoup plus droit aux descentes que sur un plan horizontal et que, plus la pente était raide, plus le centre de gravité se portait en arrière sur les talons, c'est-à-dire sur la partie la plus élevée du plan d'appui). De là, m'est venue l'idée des talons hauts de 4, 5 et 6 centimètres qui, inclinant les semelles de haut en bas et d'arrière en avant, tiennent constamment le sujet sur un plan incliné, et contribuent puissamment au redressement des courbures antéro-postérieures (cyphose dorsale, avec ensellure lombaire).

Le talon de la chaussure doit être placé sous le talon du pied ; il doit être un peu large, sans exclure l'élégance ; le talon Louis XV est nuisible, non seulement parce qu'il est trop pointu, mais surtout parce qu'il est généralement placé trop en avant du talon du pied, ce qui augmente la cambrure lombaire en faisant passer le centre de gravité trop en avant sur le pied. Le talon anglais trop peu épais ne redresse pas les courbures antéro-postérieures.

2° PLANS INCLINÉS DE HAUT EN BAS ET DE GAUCHE
A DROITE DANS LE TRAITEMENT DE LA SCOLIOSE COM-
MUNE. — Dans la station assise, l'inclinaison du plan
d'appui (siège transversalement incliné de Jules
Guérin et de Duchenne de Boulogne), planche sous
le pied gauche du siège ou livre sous la fesse gauche (Reynier), joue un rôle important. Dans la station
debout, l'inclinaison transversale de haut en bas et
de gauche à droite est non moins importante ; cette
inclinaison est réalisée par la surélévation du talon
gauche (Delpech) (1), Dally, etc., ou bien en marchant sur le côté des trottoirs et des routes (2) où le
pied gauche se trouve plus élevé. Par l'élévation
du talon gauche ou de l'ischion gauche, le plan
d'appui est réellement, ou à peu près, transversalement incliné en sens inverse de l'inclinaison pathologique du bassin.

Aussi bien dans la station assise que dans la station debout, que les plans inclinés soient transversaux ou antéro-postérieurs, le centre de gravité se
porte toujours du côté le plus élevé du plan d'appui.

(1) Dans les déviations qui résultent de l'inégalité de longueur
des membres inférieurs, Delpech, le premier, a employé le talon
ou la semelle entière de liège pour suppléer à la longueur qui
manque au membre inférieur défectueux (pages 309, 312).
Delpech, *Orthopédie*, t. II.

(2) Les routes légèrement convexes peuvent être considérées
comme formées de deux plans transversalement inclinés et se
touchant par leur bord le plus élevé.

CHAPITRE XIV

—

ÉTUDE SUR LE MÉCANISME DE LA PHYSIONOMIE ;
ROLE SPÉCIAL DES PEAUCIERS DU COU ; CAUSES DE
L'EXPRESSION SPIRITUELLE ET SARCASTIQUE DE
CERTAINS BOSSUS.

I. Cette expression vulgaire « qu'un bossu a son esprit dans sa bosse » n'est pas si loin de la vérité qu'on pourrait le croire, et je me propose de démontrer que, si le bossu n'a pas son esprit dans sa bosse, il l'a du moins par sa bosse.

Les causes de l'expression spirituelle et mordante des bossus, qui ont la tête enfoncée entre les épaules et en extension violente, sont au nombre de deux : l'extension exagérée de la tête et du cou ; et l'élévation permanente des épaules. Je démontrerai : 1° le rôle spécial des peauciers du cou et leur influence sur l'énergie de l'expression de la face ; je dirai ensuite quelques mots sur l'influence de l'élévation des épaules sur l'expression ; 2° le rôle des extenseurs de la tête et du cou dans les expressions énergiques ; cela m'amènera à exposer le mode d'action des extensions et de la suspension par l'appareil de Sayre, et surtout les différences importantes qui existent dans certains mouvements et dans certaines attitudes, selon que les courbures du rachis sont exagérées par la lordose ou diminuées par les procédés orthopédiques.

Rôle spécial des peauciers du cou : leur influence sur l'énergie de l'expression de la face ; élévation des épaules, extension de la tête et du cou. — Aucun auteur n'a défini nettement le rôle du peaucier du cou ; voici l'opinion de Duchenne (de Boulogne) qui se rapproche le plus de la vérité : « Il est un muscle qui attire obliquement en bas et en dehors tous les téguments de la partie inférieure de la face et gonfle la moitié antérieure du cou sans tracer le moindre signe physionomique qui décèle une expression quelconque ; ce muscle produit seulement une déformation des traits ; mais, dès l'instant que l'on marie l'action de ce muscle avec celle de tel autre, on fait apparaître sur la figure, et avec une vérité saisissante, l'image des passions les plus violentes, la frayeur, l'épouvante, l'effroi, la torture ; c'est le muscle de la frayeur. » Voici l'opinion de Darwin : « M. Wood a vu souvent le peaucier agir dans les vomissements, les nausées, le dégoût ; il l'a vu se contracter aussi chez des enfants et des adultes sous l'influence de la fureur, par exemple chez des femmes irlandaises qui se querellaient et se provoquaient avec des gestes de colère ; le phénomène tenait peut-être, dans ce cas, au ton aigu et criard de leur voix irritée ; je connais, en effet, une dame, excellente musicienne, qui contracte constamment son muscle peaucier dans l'émission de certaines notes élevées. J'ai constaté le même fait chez un jeune homme quand il tire certaines notes de sa flûte. Aucun des faits précédents ne me paraît jeter un jour quelconque sur l'action de la frayeur sur le peaucier... Ce muscle agit quelquefois dans le but peut-être d'ouvrir largement la bouche, lorsque la respiration est rendue difficile par quelque maladie ou encore pendant la profonde inspiration des accès de cris, avant une opération ; or, lorsqu'une personne tressaille à quelque aspect imprévu ou à quelque bruit subit, elle exécute tout d'abord une respiration profonde; c'est ainsi que la contraction du peaucier a pu s'associer au sentiment de la frayeur. » (Darwin, *De l'expression des émotions*, p. 327).

La véritable action des peauciers du cou est d'être tenseurs des téguments de la partie inférieure de la face et *de jouer, pour les peauciers de la face situés au-dessous du front, le rôle de régulateurs des mouvements de la face*, rôle analogue à celui que Duchenne (de Boulogne) a attribué aux associations musculaires antagonistes dans la coordination des mouvements volontaires des membres. Les peauciers du cou se contractent dans les expressions très énergiques de la face, et, de leur association habituelle aux sentiments intenses ou énergiques, il résulte que leur simple contraction volontaire, ou que la tension que l'on peut artificiellement donner aux téguments de la partie inférieure de la face, réveille l'énergie dans l'expression de la face et dans les centres nerveux; j'ai présenté les principaux de ces faits en 1881 à l'Académie des sciences (prix de médecine et de chirurgie).

Voici quelques expériences à l'appui des faits que je viens d'avancer :

1° Appliquer sur soi-même la face dorsale de chaque main, un peu en avant de l'angle de la mâchoire, et tirer ainsi par un mouvement de pression et de glissement des mains la peau de la face en arrière et en bas, c'est-à-dire selon la direction des peauciers du cou ; immédiatement, l'on a la sensation d'une grande énergie de la face qui se traduit par l'éclat et la force du regard, par une acuité plus grande de l'ouïe et une grande intensité de la plupart des expressions que l'on donne à la figure dans ces conditions.

2° En éloignant le plus possible le menton du sternum, par l'extension violente du cou et de la tête sur le cou, l'on écarte les extrémités, c'est-à-dire les points d'insertion des peauciers du cou, et l'on tend ainsi la peau de la région antérieure du cou et, par celle-ci, les téguments de la partie intérieure de la face ; l'on obtient ainsi un résultat analogue à celui de la contraction des peauciers du cou, mais qui accroît moins l'énergie de l'expression que la tension artificielle de ces téguments par les mains.

3° Si l'on tend avec la main et d'un seul côté la peau de la partie inférieure de la face, la figure prend une expression plus vive de ce côté et l'œil un éclat plus vif que de l'autre côté.

4° Si la tête est inclinée et tournée du même côté ; si, par exemple, elle est inclinée sur l'épaule gauche et que sa rotation ait lieu du côté gauche, le menton se rapprochant de l'épaule gauche, le peaucier du cou du côté droit et les téguments du côté droit de la partie inférieure de la face sont plus tendus et l'expression de la moitié droite de la face est plus énergique ; mais habituellement, sauf chez les personnes très droites et très fières, quand la face tourne fortement à gauche, la tête s'incline sur l'épaule droite et le problème alors est plus compliqué ; les téguments de la partie intérieure du côté droit de la face sont, en définitive, plus tendus par la rotation de la tête à gauche qu'ils ne sont relâchés par son inclinaison à droite ; de plus, le maxillaire, le menton a une tendance à s'abaisser du côté où la tête penche ; c'est là une association naturelle de mouvements, inclinaison de la tête et abaissement du menton du même côté ; de plus, il y a une légère torsion du lobe du nez du côté où la tête penche, ces deux caractères et l'abaissement du sourcil du même côté donnent à la figure l'expression du torticolis.

5° En contractant d'abord les peauciers du cou, les expressions de la face deviennent plus énergiques.

6° En pressant avec les mains sur la partie supérieure du front et en poussant la peau en haut et en arrière, l'on augmente l'énergie de l'expression des yeux.

7° La bouche fermée, si l'on gonfle les joues, la peau de ces parties de la face se trouve tendue, les muscles auriculaires supérieur et postérieur se contractent, l'acuité de l'ouïe est plus grande, l'ouverture palpébrale s'agrandit et l'œil prend immédiatement un éclat et une vigueur de regards plus grands.

8° Les muscles qui portent la tête et le cou en

extension se contractent synergiquement avec les peauciers du cou. En effet, l'extension du cou et le renversement de la tête en arrière qui se produit dans l'expression de sentiments très énergiques, tels que la terreur, etc., tendent la peau de la partie inférieure de la face, ce qui s'ajoute à la tension produite par les peauciers du cou qui, dans cette attitude, se trouvent dans de meilleures conditions pour leurs contractions ; la synergie des peauciers du cou et des extenseurs de la tête et de la partie supérieure du rachis est un fait capital qui nous donne la clef d'un nombre considérable de faits physiologiques ou orthopédiques importants.

C'est, d'abord, dans ce fait que nous trouvons l'explication de l'expression vive de la physionomie de certains bossus, dont les épaules sont fortement élevées et dont la tête est dans une extension extrême; dans cette attitude caractéristique des déformations du rachis de certains rachitiques et de certains maux de Pott, à la suite d'une courbure cyphotique excessive des parties inférieures ou moyennes du rachis, il se produit, par compensation, une extension violente de la tête, du cou et de la partie supérieure de la colonne dorsale et, par suite, une tension des peauciers du cou et de la partie inférieure de la face; nous avons donc là l'attitude qui correspond aux expressions énergiques de la face; essayez d'élever vos épaules et de mettre ensuite votre tête en extension exprême, et vous vous rendrez compte que la plupart des expressions que, dans cette attitude, vous donnerez à votre physionomie seront plus intenses et plus énergiques. C'est ainsi que s'explique la vivacité des yeux et de toute la physionomie des bossus qui présentent cette attitude anormale. Retenez donc bien ce fait que l'extension violente et très prononcée de la partie supérieure de la colonne dorsale, du cou et de la tête place la face dans les conditions les plus favorables à l'énergie de la plupart des expressions et que cette extension réveille l'énergie des centres nerveux.

Ces bossus ont le cou enfoncé entre les épaules, autrement dit, les épaules surélevées par rapport au cou ; ils sont, par leur déformation, condamnés à l'attitude que nous appelons haussement d'épaules ; ce mouvement d'expression a été étudié par Darwin : « Ce geste, dit-il, exprime la constatation que nous n'avons pas voulu, que nous n'avons pu éviter, ou bien de notre impuissance à accomplir un acte donné ou à empêcher une autre personne de l'accomplir ; il accompagne des phrases telles que celle-ci : ce n'est pas ma faute, il m'est impossible d'accorder cette faveur. Le haussement des épaules exprime aussi la patience ou l'absence de toute idée de résistance. Si, en général, le haussement des épaules signifie : je ne puis faire ceci ou cela, avec une légère modification il signifie : je ne veux pas le faire ; le mouvement indique une détermination arrêtée de ne point agir. » Telles sont les interprétations que donne Darwin du haussement des épaules ; mais, bien souvent, ce geste a une signification qui a échappé à Darwin. Quand nous

voyons quelqu'un vouloir quelque chose au-dessus
de ses forces ou de son rang, ne disons-nous pas
d'un air moqueur en haussant les épaules : « Ça
vous fait pitié ; ça vous fait hausser les épaules ! »
Vous remarquerez qu'ici nous haussons les épaules
pour exprimer non pas notre impuissance, mais
l'impuissance d'autrui et, dans ces cas, qui sont
certainement aussi fréquents que ceux où nous
voulons exprimer notre propre impuissance, la
physionomie prend une expression moqueuse,
comme chez les bossus dont nous étudions l'expression. Dans la commisération, nous soulevons aussi
quelquefois les épaules pour exprimer l'impuissance complète de ceux que nous plaignons, et le
haussement des épaules, quand on nous insulte,
signifie non pas précisément que nous sommes
patients, mais bien plutôt que les injures de notre
adversaire sont impuissantes à nous émouvoir, ne
nous atteignent pas et que nous nous en moquons,
et c'est ainsi que chez certains bossus, la physionomie, par le fait de l'extension du cou et de la tête et
de l'élévation permanente et pathologique des épaules, a une expression non seulement vive et énergique, mais encore moqueuse et mordante. Voici
une expérience assez amusante : haussez fortement
les épaules et portez votre tête énergiquement en
extension ; immédiatement vos yeux, votre bouche
et toute votre physionomie prendront une expression spirituelle, malicieuse et mordante, tout à fait
pareille à celle des bossus ; vous êtes obligé d'admettre l'influence de l'attitude sur l'expression de

la face ; car vous ne pouvez pas admettre que vous êtes subitement devenu spirituel, malicieux et mordant, comme un bossu. Gratiolet, Charcot, Richer, etc., ont prouvé que les mouvements et attitudes du corps éveillent des sentiments corrélatifs, et il me paraît démontré que c'est l'attitude de son cou et de sa tête et l'expression de sa face qui développent réellement à la longue la malice et l'esprit chez le bossu, de sorte que cette expression vulgaire qu'un bossu a son esprit dans sa bosse n'est pas loin de la vérité, car il l'a, son esprit, sinon dans sa bosse, du moins par sa bosse.

Dans la plupart des scolioses des adultes (rachitisme des adolescents), et chez tous les rachitiques qui n'ont pas la tête en extension ni le cou enfoncé entre les épaules, on n'observe pas l'expression spirituelle et mordante ; ils ont, au contraire, plutôt une expression pleine de laisser-aller et d'insouciance, et cela tient à la flexion légère de la tête qui dépend d'un certain degré de cyphose cervico-dorsale, compensatrice de l'ensellure lombaire si fréquente chez les scoliotiques ; et nous savons que la flexion de la tête, en relâchant les téguments de la partie inférieure de la tête, diminue l'énergie de l'expression.

Rire comme un bossu est une expression qui vient de ce que, à la fin d'un rire prolongé et violent, *on n'en peut plus*, comme on dit quelquefois, et que, pour traduire cette impuissance, l'on élève instinctivement les épaules, ce qui donne quelque ressemblance avec les bossus qui ont la tête enfoncée entre les épaules.

CHAPITRE XV

—

ÉTUDE SUR LES MOUVEMENTS DE LA COLONNE VERTÉ-
BRALE ; MODE D'ACTION DE LA SUSPENSION PAR
LA TÊTE ; APPAREIL DE SAYRE.

LA DIMINUTION DES COURBURES DU RACHIS PAR LES
ATTITUDES ET MOUVEMENTS D'EXTENSION, ET EN PARTI-
CULIER PAR LA SUSPENSION AVEC L'APPAREIL DE SAYRE,
DONNE DE L'ÉNERGIE A L'EXPRESSION ET DE L'AISANCE
AUX MOUVEMENTS. — Voici d'abord quelques faits
qui serviront de base pour démontrer l'influence
des extensions :

1° « D'après Huschke, l'extension du corps
répond aux affections agréables ou expansives,
tandis que les mouvements de flexion expriment les
affections tristes, déprimantes ou douloureuses ; les
mouvements et les attitudes du corps, alors même
qu'ils résulteraient de certaines causes fortuites,
éveillent des sentiments corrélatifs et influent sur
les mouvements de l'imagination, et sur les tendan-
ces de l'âme elle-même. Si de nos attitudes naissent
des instincts, on comprendra combien la physiologie elle-même justifie l'importance que chez les
honnêtes gens on attache aux bonnes manières.
(Gratiolet, De la Physionomie).

2° « C'est un point mis en lumière par Braid, par MM. Charcot et Richer, etc., que l'attitude et l'expression suggèrent l'idée ou l'émotion correspondante ; si l'activité psychique a une influence sur l'énergie des mouvements volontaires, les mouvements volontaires peuvent avoir aussi une influence sur l'activité psychique... les sensations sont agréables ou pénibles, selon qu'elles augmentent ou diminuent l'énergie potentielle ; la sensation de plaisir se résout dans une sensation de puissance, la sensation de peine dans un sentiment d'impuissance. » (Féré, *Revue philosophique*, octobre 1885).

Influence des courbures du rachis. — Tous les mouvements et attitudes (y compris la suspension par la tête), qui diminuent les courbures du rachis, mettent particulièrement en jeu les extenseurs, facilitent le jeu du rachis et des membres et augmentent l'énergie. Sitôt les courbures diminuées par le décubitus dorsal convexe, par l'exercice du bâton, par la reptation préconisée par le professeur Olier, par la suspension par la tête, par les appareils et mouvements qui, portant fortement les épaules en arrière, sollicitent la contraction des spinaux extenseurs de la colonne dorsale, de la tête et du cou, sitôt, dis-je, les courbures diminuées, les mouvements du corps acquièrent plus d'énergie, plus de vigueur, plus d'aisance et de précision ; l'effet est immédiat ; par suite de l'extension de la tête et du cou, les téguments de la partie inférieure de la face se trouvent plus tendus, le jeu des peauciers du cou devient plus facile ; or, je viens de vous démontrer que la tension des téguments de la partie inférieure de la face rend les contractions des peauciers et de la face plus énergiques ; la suspension par la tête donnant un résultat presque instantané, le phénomène est, dans ce cas, plus frappant.

Presque tous les extenseurs sont énergiques et contribuent à augmenter l'énergie ; font exception les extenseurs de la colonne lombaire qui, en augmentant l'ensellure, provoquent la cyphose cervico-dorsale de compensation et le relâchement des spinaux correspondants, c'est-à-dire les extenseurs de la colonne dorsale, du cou et de la tête. La légère flexion de la tête symptomatique de cette cyphose cervico-dorsale, en diminuant la tension des téguments de la partie inférieure de la face et en relâchant les peauciers du cou, diminue l'énergie des peauciers de la face, par suite l'énergie de la physionomie ; cette légère cyphose, qui n'a de disgracieux qu'une légère projection du menton en avant et que j'ai appelée cyphose méditative, accompagne toujours l'ensellure lombaire.

Par la diminution rapide ou instantanée des courbures normales ou pathologiques du rachis, il se produit immédiatement une sensation de bien-être ; avec les courbures exagérées de la cambrure, le corps peine, s'accommode moins bien et rend moins facilement les expressions commandées par les centres nerveux ; il existe entre les centres nerveux et les muscles, par lesquels ils s'expriment, une telle liaison, une telle harmonie et une sorte de réciprocité telle que non seulement l'énergie morale produit l'extension et la diminution des courbures du rachis, mais que réciproquement la diminution des courbures du rachis, même par des procédés indépendants de notre volonté, tels que la suspension par la tête, éveille l'énergie des centres nerveux. Par divers mouvements et diverses attitudes orthopédiques très puissants, et simplement en augmentant ou diminuant les courbures normales ou pathologiques du rachis, j'augmentais ou diminuais en quelques instants l'énergie de l'individu en expérience ; après ces explications, vous comprenez quelle importance nous devrons attacher aux attitudes extensives qui mettent en jeu les extenseurs de la colonne dorsale, de la tête et du cou. — Le maintien très droit prédispose à la fierté et donne une expression de force qui n'existe guère avec les attitudes fléchies : inclinaison de la tête, menton en avant, dos rond, cyphose cervico-dorsale compensatrice de la cambrure lombaire ; retenez donc bien ce fait que l'énergie augmente ou diminue par la diminution ou l'augmentation des courbures de la colonne vertébrale et que, par les attitudes extensives, on développe l'énergie de l'individu.

J'ai eu l'honneur de vous démontrer, dans une précédente communication, où je comparais le rachis à une série de leviers inclinés en sens inverse, que la résistance dans un levier rachidien est représentée par la distance qui sépare l'extrémité inférieure de ce levier de la perpendiculaire abaissée de son extrémité supérieure ; plus les courbures

sont prononcées, plus les bras de levier qui constituent les résistances sont longs et plus ils fatiguent
les muscles qui les meuvent ; de plus, dans la cambrure lombaire avec cyphose cervico-dorsale de
compensation, un grand nombre de mouvements,
particulièrement aux lombes et au cou, se trouvent
considérablement gênés et sont suppléés par des
mouvements analogues du bassin sur les têtes fémorales ; par suite, le bassin est moins fixe ; or, la fixité
du bassin augmente la précision, l'aisance et l'énergie des mouvements du tronc et des membres ;
pour ces diverses raisons, que je ne fais que vous
rappeler, le mécanisme du corps est moins facile et
plus fatigant. Dans les cas de courbures exagérées
du rachis et dans l'ensellure lombaire, sous une
apparence de raideur, de renversement du tronc et
d'attitude normale de la tête, nous trouvons en
réalité l'augmentation des courbures vertébrales et
une légère flexion de la tête qui produit le relâchement des téguments de la partie inférieure de la face.
Vous devinez qu'à la suite de ce défaut de tension de
ces téguments les expressions de la figure ont moins
d'énergie.

Nous mettons en contraction, de préférence, les
extenseurs ou les fléchisseurs, selon que nous voulons nous montrer forts ou faibles ; mais, si l'individu qui est prêt à attaquer fléchit un grand nombre de ses leviers, c'est pour leur donner au moment
de l'attaque plus d'élan par une subite extension.

La flexion de la tête sollicite la contraction synergique des fléchisseurs de la tête, de la colonne cer-

vicale, de la colonne dorsale, du bassin, du genou et de l'articulation tibio-tarsienne, et la contraction des extenseurs des lombes sur le bassin, comme dans l'ensellure lombaire qui produit la cyphose cervico-dorsale de compensation.

L'extension énergique de la tête produit la contraction synergique des extenseurs de la colonne cervicale, de la colonne dorsale, du bassin, du genou et de l'articulation tibio-tarsienne, *et la contraction synergique des fléchisseurs de la colonne lombaire sur le bassin*, fléchisseurs qui diminuent l'ensellure lombaire et par compensation la légère cyphose cervico-dorsale.

Ainsi remarquez que *les extenseurs des lombes sont synergiques des fléchisseurs de la colonne dorsale, de la tête et du cou, et que les fléchisseurs des lombes sont synergiques des extenseurs du reste du rachis ;* d'ailleurs, cela est facile à comprendre, il est évident que les muscles, qui diminuent une courbure donnée du rachis, ne peuvent pas se trouver du côté de la concavité de cette courbure ; à la jambe, les extenseurs, qui diminuent l'angle que la jambe fait avec le pied, se contractent synergiquement avec les autres extenseurs quand il s'agit de diminuer les courbures du rachis ; dans la cambrure, les fléchisseurs des orteils, etc., qui augmentent l'angle que le membre inférieur fait en avant avec le pied, rentrent en jeu. L'angle que le pied fait avec la jambe se trouve ainsi augmenté ; les sourciliers se contractent plus souvent dans la flexion que dans l'extension de la tête.

Quoique cela ait l'air paradoxal, l'extension de la colonne lombaire avec inclinaison du bassin, comme cela a lieu dans la cambrure, diminue l'énergie ; et l'inclinaison en avant de la jambe sur le pied est d'autant plus grande, autrement dit, l'angle que fait en avant la jambe avec le pied est généralement d'autant plus aigu que le corps est plus droit et que les courbures du rachis sont moindres. Cela tient à ce que, dans l'ensellure lombaire, le centre de gravité qui tend à tomber en avant des talons est ramené sur la verticale passant entre les talons par la diminution de cette inclinaison.

Chez les cambrés, les mouvements sont plus brusques, plus vifs et moins précis, mais généralement plus gracieux ; dans l'augmentation des courbures du rachis produite par la cambrure, il y a tendance à la flexion, à l'adduction des mains et des pieds et à l'adduction des cuisses et des bras ; c'est l'inverse dans l'attitude très droite.

Après la diminution des courbures rachidiennes par l'appareil de Sayre, par exemple, la marche devient plus précise et plus assurée, l'on est plus d'aplomb ; l'on éprouve une sensation de force et de délassement, on a plus de force dans l'expression de la figure ; le corps s'accommode mieux aux différentes attitudes debout ou assis et se fatigue moins vite. Ces modifications persistent un temps plus ou moins long, selon l'efficacité des moyens employés pour diminuer les courbures du rachis : peu à peu l'habitude se prend et ces modifications persistent ensuite d'une séance à l'autre, du jour au lendemain. Par le pouvoir de l'habitude, « sous l'empire de l'innervation, l'action musculaire se coordonne, pour ainsi dire, d'elle-même, suivant ce mode particulier, et les muscles contractent une disposition spéciale à agir dans le sens et au degré que l'appareil nerveux locomoteur réclame. » (Bouvier. Attitude. *Dict. encyclopédique des sciences médicales*).

Bouvier et mon excellent confrère et ami, le Dr Bouland, avaient entrevu ces effets de l'extension ; voici la description qu'ils en donnent : « Chez la plupart des sujets soumis à l'extension, la santé générale s'améliore et se fortifie dès les premiers temps du traitement, l'appétit devient plus vif, les digestions sont plus rapides et plus parfaites, l'embonpoint augmente, les vides de la maigreur se remplissent, les muscles acquièrent plus de force, la peau et les membranes muqueuses se colorent ; *l'individu éprouve un sentiment de bien-être et comme un surcroît de vigueur*. On ne saurait dire à la vérité la part qui revient à l'extension. » (Rachis, *Dict. encyclopédique des sciences médicales*).

Après l'exécution de mouvements ou d'attitudes qui diminuent les courbures du rachis, le jeu des membres inférieurs est plus facile et plus assuré, parce que l'inclinaison du bassin diminue comme les courbures vertébrales, et que cette inclinaison nuit, par des raisons toutes mécaniques, aux mouvements des membres inférieurs, ainsi que je vous le démontrerai prochainement.

Dans la cambrure qui augmente les courbures du rachis, celui-ci, par l'inclinaison de ses segments, leur donne une fixité que j'appellerai passive, et qui au point de vue mécanique est moins avantageuse que la fixité active ou musculaire obtenue par la contraction des spinaux ; de plus, les attitudes ligamentaires ou passives ne variant pas, la fixité ligamentaire, retenez bien ce fait, ne se prête pas aux nuances d'adaptation ou d'accommodation du corps, que l'on peut obtenir par la fixité active ou musculaire.

Les gens qui ont les courbures normales exagérées, peinent davantage, parce que leur appareil locomoteur se trouve dans de mauvaises conditions mécaniques ; l'ensellure lombaire et l'inclinaison du bassin, que l'on trouve dans les races latines et dans certaines races nègres (Hottentots, etc.), sont produites par des causes diverses ; ce qui occasionne la contraction des sourciliers, la contraction synergique des fléchisseurs de la tête et du cou et, par compensation, l'ensellure lombaire et l'inclinaison du bassin : c'est, chez les nègres l'éclat du soleil et chez les races latines l'habitude de la réflexion et de l'étude. L'inclinaison du bassin et la cambrure lombaire sont donc, au point de vue mécanique, des caractères d'infériorité. Chose singulière : remarquez que dans les races latines, c'est la supériorité intellectuelle et l'habitude de la réflexion qui paraissent produire cette infériorité mécanique ; il faut accuser aussi l'insouciance et le laisser-aller qui, chez les races latines, tendent à augmenter leurs courbures rachidiennes, tandis que les races solennelles et strictes sont très droites.

Adaptation ou accommodation du corps selon le degré des courbures vertébrales. — Le bassin et les épaules sont, pour ainsi dire, les régulateurs de l'adaptation du tronc aux diverses attitudes ; les épaules agissent comme le bassin, c'est-à-dire en se redressant et en diminuant l'inclinaison qu'elles présentent dans les cas de courbures un peu exagérées du rachis.

Pendant le jeu des membres supérieurs, la colonne dorsale doit être fixée par ses muscles spinaux, proportionnellement à l'effort développé par les membres supérieurs ; le jeu des membres supérieurs est d'autant plus facile et plus précis que les épaules sont portées plus en arrière, c'est-à-dire plus redressées, attitude des épaules qui sollicite la contraction synergique des spinaux extenseurs de la colonne dorsale ; tandis que, chez les cambrés qui ont les épaules portées un peu en avant et inclinées de haut en bas et d'avant en arrière, le centre de fixation pour les mouvements de la main et de l'avant-bras est plutôt l'épaule elle-même que la colonne dorsale ; c'est pourquoi, dans ce cas, les épaules ne sont pas portées en arrière et sont fixées par une contraction énergique des pectoraux, rhomboïde, trapèze, grand dorsal ; c'est là la raison pour laquelle les cambrés, obligés de suppléer par la fixation énergique de l'épaule à l'insuffisance de fixation de la colonne dorsale, sont très vigoureux des membres supérieurs et serrent fortement les objets qu'ils tiennent aux mains, parce que, consécutivement à la fixation énergique de l'épaule et, pour ainsi dire, par synergie, les muscles de l'avant-bras et de la main se contractent énergiquement même pour de petits efforts. Aussi, quand ils écrivent, les cambrés ont-ils la main plus vite fatiguée ; de plus, à cause de la variation des attitudes chez eux, leur écriture est un peu variable ; et ce fait mérite d'être signalé aux médecins légistes ; je l'ai constaté chez tous ceux qui ont une ensellure bien prononcée.

Comme vous le voyez, le problème de l'influence des courbures du rachis sur le jeu de l'appareil locomoteur est moins simple qu'on ne pourrait croire, au premier abord.

Dans l'attitude debout, le bassin et les lombes s'inclinant en sens inverse, *pendant que le bassin se redresse, la colonne lombaire se fléchit proportionnellement ;* autrement dit, la base du sacrum se porte en arrière, pendant que l'extrémité supérieure de la colonne lombaire se porte en avant. Quelles sont les conséquences du mouvement en sens inverse qu'exécutent le bassin et la colonne lombaire ? C'est : 1° de rapprocher de la verticalité le sacrum normalement incliné en avant et la colonne lombaire normalement inclinée en arrière ; 2° en diminuant la cambrure ou inclinaison lombaire, de provoquer par compensation l'extension, ou redressement de la colonne dorsale ; de plus, la contraction des spinaux, qui meuvent la colonne dorsale, réveille la contraction synergique des muscles qui portent les épaules en arrière ; la colonne dorsale se trouve ainsi dans de meilleures conditions de fixité et, par là, devient également plus assuré et plus facile le jeu des membres supérieurs ; 3° de provoquer de plus l'extension de la tête et du cou ; plus les mouvements de redressement du bassin et d'inclinaison des lombes en avant sont accentués, plus les extenseurs du dos, du cou et de la tête se contractent énergiquement, et plus la physionomie devient énergique ; de plus, le sujet a alors une tendance à porter en arrière la tête et l'extrémité supérieure du dos, tandis que dans l'ensellure lombaire l'extrémité supérieure de la colonne lombaire étant trop inclinée en arrière, la face regarderait en haut s'il n'y avait pas une tendance continuelle à la ramener dans la direction normale par une légère flexion de la tête, du cou et de la partie supérieure de la colonne dorsale. Ainsi, dans un cas : flexion des lombes et redressement du bassin, tendance continuelle à l'extension du cou et de la tête ; dans l'autre cas, extension des lombes et flexion du bassin, tendance continuelle à la flexion du cou, de la tête et de la partie supérieure du dos ; *dans le premier cas l'énergie est sans cesse et facilement sollicitée par l'extension de la tête et du cou ; dans le second, l'énergie est sans cesse contrariée par la flexion de la tête et du cou.*

Dans la station assise, ce mécanisme du rachis est le même que dans la station debout ; le plan de l'anneau du bassin n'est plus incliné sur le plan de l'horizon, c'est-à-dire que la base du sacrum se porte plus en arrière et, par suite, l'extrémité supérieure de la colonne lombaire plus en avant que dans la station debout ; le résultat de ces deux mouvements en sens inverses, c'est l'effacement de la concavité postérieure de la colonne lombaire qui se change en convexité ; par cette inclinaison de la colonne lombaire en avant, le reste du rachis serait beaucoup trop incliné et porté en avant si la colonne dorsale ne se redressait et ne portait son extrémité supérieure d'autant plus en arrière que la colonne lombaire porte son extrémité supérieure plus en avant ; *c'est par les divers degrés de redressement instinctif du bassin que sont réglées les nuances de flexion ou d'extension nécessaires aux divers segments du rachis pour s'adapter aux nombreuses attitudes du corps* chez les élèves pendant la lecture et l'écriture, chez les couturières, horlogers, cordonniers, etc. Cette convexité sacro-lombaire a pour effet de porter le thorax trop en avant et en bas, de manière que, pour donner au corps l'attitude la plus favorable pour les yeux et les mains, la colonne dorsale, la tête et le cou sont obligés de se mettre en extension, attitude qui, ainsi que je vous l'ai démontré, réveille l'énergie.

Tel est le mode de fonctionnement du rachis chez les gens dont les courbures ne sont pas exagérées, ou chez ceux dont les courbures exagérées sont brusquement diminuées par la suspension avec l'appareil de Sayre ou par d'autres procédés orthopédiques puissants.

Dans la station assise chez les cambrés, le fonctionnement du rachis présente les mêmes différences, mais plus prononcées que dans la station debout ; l'ensellure lombaire diminue bien un peu, mais pas assez pour que le fonctionnement diffère de celui de la station debout ; de même la gêne des mouvements est plus grande chez eux dans la station assise que dans l'attitude debout.

Les cambrés (1), ayant les courbures du rachis exagérées, marchent plus vite que les personnes qui ont les courbures ordinaires ; sitôt que les cambrés ont été soumis à la suspension par l'appareil de Sayre, leur démarche devient, pendant quelques heures, plus lente, plus ferme et plus assurée.

Le jeu des membres supérieurs est d'autant plus facile et d'autant plus assuré que le rachis s'accommode mieux aux différentes positions des bras nécessitées par l'attitude et le travail des mains, et, dans les cas de courbures exagérées du rachis, celui-ci s'adapte mal ou avec plus de difficulté à ces diverses positions des bras ; sitôt après la suspension par l'appareil de Sayre, le rachis s'adapte facilement et, *pour que l'accommodation du bras par rapport au rachis ou du rachis par rapport au bras soit parfaite, il faut que le bras soit, dans la station debout aussi bien que dans la station assise, dans une direction perpendiculaire ou parallèle à la corde de la courbure de la colonne dorsale ;* vous savez qu'on appelle corde d'une courbure la ligne droite qui réunit les deux extrémités de cette courbure et la sous-tend ; c'est-à-dire que, si nous menons par l'extrémité supérieure du bras une ligne parallèle à la corde de la courbure de la colonne dorsale, il faut que le bras se trouve sur cette ligne ou lui soit per-

(1) La cambrure est l'exagération de la courbure sacro-lombaire — on l'appelle encore ensellure lombaire.

pendiculaire, soit qué le bras se trouve porté en avant, en dehors, en arrière, ou qu'il soit élevé ou abaissé ; cela se passe ainsi chez les personnes dont les courbures vertébrales sont normales, ou après la suspension par l'appareil de Sayre, ou après d'autres moyens chez ceux qui ont les courbures un peu exagérées ; chez les cambrés, l'adaptation des bras et du rachis est difficile et imparfaite ; ainsi, par exemple, en écrivant, pour mettre les bras à peu près perpendiculaires au rachis, ils éloignent leur chaise du bord de la table, ce qui leur permet d'incliner fortement le rachis en avant et de le mettre (colonne dorsale) à peu près perpendiculairement au bras ; les cambrés aiment également les tables très hautes, comme les tables de dessin, parce qu'alors leurs bras se trouvent naturellement dans une position horizontale et perpendiculaire à la corde de la colonne dorsale.

Le mécanisme du décubitus diffère également d'une manière considérable selon le degré des courbures du rachis, avant et après les mouvements extenseurs ou la suspension par l'appareil de Sayre ; lorsque les courbures sont ordinaires, la tête et le tronc, dans le décubitus latéral s'adaptent mieux au plan du matelas et au plan de l'oreiller, grâce à la torsion facile du tronc qui gradue, pour ainsi dire, la distance qui sépare le plan horizontal, passant par l'épaule qui appuie, du plan horizontal qui passerait par le rachis ; l'on fait varier cette distance en inclinant le tronc plus ou moins sur son axe transversal, selon la hauteur du traversin et de l'oreiller, de façon que la tête se trouve juste à la hauteur de l'oreiller; dans l'ensellure lombaire, la torsion du tronc étant beaucoup plus limitée, la tête se trouve toujours ou trop haute ou trop basse, selon que l'oreiller est trop épais ou trop mince, trop dur ou trop mou; la tête ainsi mal accommodée, le cambré éprouve au bout d'un certain temps une certaine fatigue dans le cou, aussi change-t-il souvent de côté dans le décubitus latéral, et cela très brusquement; tandis qu'après les mouvements d'extension ou la suspension par l'appareil de Sayre, les courbures étant diminuées, le tronc peut mieux varier et graduer sa torsion, changer légèrement les points de pression sur le lit et rester plus longtemps couché sur le même côté.

Dans le décubitus dorsal, les points d'appui du tronc sont limités aux fesses et aux épaules et à la partie supérieure du dos chez les cambrés; la région lombaire n'appuie pas; il en résulte que, dans cette attitude, les épaules servant de point d'appui, la torsion du tronc devient tout à fait impossible; aussi est-ce par des mouvements d'ensemble et très brusques que le tronc se tourne à droite ou à gauche, et il n'y a aucune graduation pour adapter le tronc et la tête à une torsion donnée; la tête est donc raide et fixe dans le décubitus dorsal et pour suppléer à cette gêne de la torsion, les yeux se tournent avec exagération dans le sens où la torsion du cou et de la colonne lombaire aurait dû les porter. Quand les courbures du rachis sont normales ou diminuées par l'appareil de Sayre, par exemple, les lombes appuient complètement, et la partie supérieure du dos et les épaules appuient, au contraire, très peu ; il en résulte alors une indépendance suffisante du thorax qui tourne facilement, ainsi que la tête, au degré de torsion voulue, et les épaules étant relativement libres, le jeu des bras devient ainsi plus facile.

Au point de vue du coït, permettez-moi de passer sous silence les différences mécaniques qui existent, selon que les courbures rachidiennes sont normales ou que l'on est cambré, et de vous faire remarquer seulement que l'extension du bassin et la flexion des lombes étant moins faciles dans la cambrure, il en résulte, comme dans les mouvements du décubitus latéral et du décubitus dorsal, une légère brusquerie dans l'accomplissement de cet acte ; la suspension par l'appareil de Sayre a l'avantage de rendre au bassin la souplesse de ses mouvements, en même temps qu'il augmente, ainsi que nous l'ont appris le Dr Motchoukowski et le professeur Charcot, la virilité.

Des torsions. — Les torsions ou rotations servent à chaque instant comme les flexions et les extensions dans la plupart des attitudes professionnelles, scolaires, etc., à accommoder, et, si je puis m'exprimer ainsi, à mettre au point les yeux, les mains, etc.; pour la vue, l'ouïe, l'odorat, le toucher, il y a une sorte d'accommodation par les leviers osseux *pour la direction* des organes des sens, ensuite l'accommodation proprement dite ou *accommodation pour l'intensité*; l'œil a en plus un appareil accommodateur pour la distance.

Les torsions du rachis sont très limitées dans les cas d'exagération des courbures ; elles sont suppléées, chez les cambrés, par des mouvements de rotation qui se passent aux articulations coxo-fémorales et surtout aux articulations médio-tarsiennes, et par des mouvements de latéralité plus étendus des yeux.

Les grandes torsions dans la station debout se font normalement en trois temps : c'est d'abord la rotation de la tête et du cou, ensuite des lombes et, enfin, il se produit une rotation des membres inférieurs sur les pieds, rotation qui se passe aux articulations médio-tarsiennes. Chez les cambrés, la rotation de la tête et du cou est très limitée, celle des lombes est à peu près nulle, mais la rotation sur les pieds est beaucoup plus prononcée ; par les mouvements orthopédiques ou par l'appareil de Sayre on diminue assez rapidement les courbures du rachis, et la torsion alors a lieu en trois temps.

Les torsions du rachis interviennent dans certaines expressions très intenses, comme la haine, le spasme vénérien, la douleur vive, le rire violent, d'où ces expressions : « se tordre de rire », « il y a de quoi se tordre » ; *les rotations ou torsions augmentent la fixité de l'os ou des os qui représentent le côté de l'insertion fixe des muscles et, par suite, l'énergie de ces muscles se trouve augmentée.*

J'ai démontré, dans diverses communications, l'importance qu'il faut attacher à la fixité relative du bassin qui augmente avec son extension, et à la fixité des pieds par l'empreinte triangulaire de la table-banc du mobilier scolaire, fixité qui donne plus de vigueur et plus d'énergie au maintien ; dans certaines expressions énergiques, l'œil regarde de côté, et le nez et la bouche se tordent, augmentant ainsi l'énergie de l'expression de la face.

Le rôle de la torsion m'a été suggéré par le fait suivant : un jour, à une fête de village, j'avais remarqué qu'un petit saltimbanque qui jouait du tambour, tournait la tête et tordait le cou chaque fois qu'il jouait très vite ; j'en avais conclu que pendant les roulements rapides, ses membres supérieurs, obligés de dépenser beaucoup plus de force et de déployer une énergie plus considérable, avaient besoin d'une fixité plus grande du rachis, que la rotation de la tête et du cou lui donnait.

Le bâillement avec étirement des bras est essentiellement un acte expansif, une extension violente de la tête, du cou et de la colonne dorsale, extension qui produit un sentiment de délassement et de vigueur parce qu'elle diminue les courbures du rachis ; quand on s'étire, l'on déploie une force considérable ; les bras sont perpendiculaires à la colonne dorsale, et la tête exécute une rotation considérable.

Par les faits qui précèdent, que je me suis efforcé de condenser le plus possible, j'espère vous avoir convaincu que la diminution des courbures du rachis par les attitudes et mouvements d'extension, et en particulier par l'appareil de Sayre, est la véritable cause de l'augmentation de l'énergie et de la coordination plus facile et plus énergique que l'on constate dans le fonctionnement de l'appareil locomoteur. J'espère vous avoir convaincu que le changement de direction des leviers et leur adaptation plus aisée aux mouvements du corps est la principale et peut-être l'unique cause des modifications que l'on constate dans la marche et dans les diverses attitudes, notamment après la suspension par l'appareil de Sayre. « La gymnastique est l'éducation de l'attitude... elle nous enseigne la manière d'utiliser les forces musculaires dont on dispose » (1), et, comme « dans l'état actuel de l'éducation musculaire bien peu de personnes mettent en jeu pour se tenir debout les muscles et les jointures affectés à une attitude normale... et que nous ne nous tenons pas bien naturellement, » (2) je ne saurais trop vous conseiller les mouvements extensifs et particulièrement la suspension par la tête parce qu'elle est très efficace, d'une application facile et d'une durée très courte ; et je suis d'avis que l'appareil de Sayre fasse partie, dans nos écoles et dans nos lycées, du mobilier gymnastique ; c'est certainement le moyen le plus puissant d'augmenter la rectitude de la taille et de diminuer le léger degré de cyphose cervico-dorsale, cyphose méditative qui compense la cambrure ou lordose lombaire, si fréquente dans les races latines.

Par suite de la tension des téguments de la partie inférieure de la face dans l'extension du cou, un rôle considérable revient au nerf facial, ainsi stimulé, par les branches qu'il envoie à l'appareil moteur de l'organe de l'audition, au voile du palais, à la langue. Cela fera l'objet d'un mémoire spécial.

(1) Dr Nicolas, *Attitudes de l'Homme*, p. 99.
(2) Proust, *Traité d'Hygiène*.

CHAPITRE XVI

—

RÔLE DE QUELQUES SENTIMENTS ET DE L'IDÉE DANS LE TRAITEMENT DES DÉVIATIONS DE LA COLONNE VERTÉBRALE.

J'ai tiré parti contre la scoliose de l'influence de la pensée sur l'expression : la fierté, l'orgueil redressent ainsi la colonne vertébrale. De sorte que ces sentiments non seulement sont utiles dans la lutte pour l'existence en exagérant l'importance apparente de l'individu, mais, de plus, en tenant constamment sa colonne au maximum de rectitude et par suite de longueur, fortifient les muscles qui la meuvent et dans une certaine mesure la préservent ainsi des déviations. Aussi, conseillons-nous aux scoliotiques de s'animer de ces sentiments, de les emprunter en quelque sorte, chose facile et d'ailleurs très commune chez beaucoup de gens nullement atteints de scoliose ; volontiers, comme l'a dit Montaigne : « L'homme se pipe lui-même ». Sans se piper, les sujets atteints de déviation pourront tirer un sage parti des sentiments qui allongent la taille ; mais, par de véritables ruses et au point de vue purement mécanique, nous pouvons positivement nous tromper nous-mêmes, et nous redresser par des moyens qui sembleraient au premier abord incapables d'exercer la moindre action sur le rachis. Ainsi, en se figurant un tube de caoutchouc qui, par sa partie moyenne embrassant la partie postérieure du cou, par ses deux extrémités irait, légèrement tendu, se fixer de chaque côté au niveau du pli de l'aine, à l'instant même on se tient sensiblement plus droit. Même résultat en supposant un lien non élastique ; par cet artifice, l'on confie le buste à un appui postérieur imaginaire, et, grâce à cette idée, le corps, oscillant légèrement d'avant en arrière, porte le centre de gravité sur la partie la plus reculée des talons, étend toute la série des articulations des membres inférieurs et du rachis et augmente ainsi sa longueur. Le même mouvement se pratique dans la station assise et alors le centre de gravité se porte encore sur la partie la plus reculée de la base de sustentation, c'est-à-dire sur la partie postérieure des ischions ; si on se figure que le caoutchouc descend de la colonne lombaire aux aines, même résultat ; pour la même raison, en s'imaginant qu'on porte un éventaire devant soi, le tronc s'incline en arrière et se redresse pour faire censément équilibre à ce poids placé en avant, à cet éventaire qui n'existe pas.

Même effet en se figurant qu'on est obèse, et si l'on s'amuse un instant à regarder pendant la marche le bout de son nez, la tête se redresse instinctivement comme si cette extension du cou et de la tête pouvait éloigner les yeux du nez, point fixé qui est trop rapproché.

Le docteur suédois Kjoestadt conseille à ses malades de se figurer qu'ils portent un poids suspendu au nombril. Ce moyen agit de la même manière mais

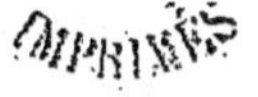

moins efficacement que les nôtres. Les uns et les autres ne sont guère pratiques que chez des enfants très complaisants et très intelligents. Ils redressent d'abord la colonne lombaire et par compensation la dorsale. Le fil à plomb de Kjoestadt charge en imagination le tronc du côté de la flexion et, pour rétablir censément l'équilibre (telle est du moins la seule explication que je puisse en donner), provoque une oscillation du corps en arrière.

Par ces exemples, vous voyez quel parti on peut tirer de l'idée, puisqu'en se figurant une chose, le corps prend une attitude et une expression comme si elle était; l'idée d'un tube de caoutchouc descendant du cou aux aines, donne un redressement analogue, sinon égal, à l'application réelle de caoutchouc tendu du cou à la partie antérieure de la ceinture du pantalon dans le sens des grands droits fléchisseurs des lombes à l'action desquels il s'ajoute.

CHAPITRE XVII

—

INFLUENCE DE LA HAUTEUR ET DE LA DIRECTION DU REGARD SUR LA DIRECTION DU RACHIS.

En dirigeant le regard près de la pointe des pieds, la tête étant droite, l'œil, gêné par une direction aussi rapprochée de la verticale, fait porter la tête en extension et osciller le buste en arrière ; le rayon visuel devient ainsi plus oblique et la fatigue de l'œil diminue. *L'œil et la main sont deux organes qui commandent à la plupart de nos attitudes*, parce qu'ils président à tous les travaux manuels, l'écriture, etc., c'est-à-dire que tout le corps se met dans l'attitude qui favorise le travail de la main et la surveillance de l'œil.

La loi de Berlin « la ligne bi-oculaire se place toujours perpendiculairement à la direction des jambages des lettres » a une extrême importance notamment à propos de l'écriture anglaise qui est la cause de la plupart des scolioses communes ; la tête et le cou pour accommoder les yeux à la direction des jambages des lettres, s'inclinent, tournent et se tordent forcément, produisant ainsi à la région cervicale et à la région cervico-dorsale une inclinaison et une torsion, qui, par leurs répétitions fréquentes, laissent une empreinte scoliotique dans les cas où les sujets sont prédisposés à la déformation par une malléabilité spéciale du tissu osseux, rachitisme des adolescents (Vincent), défaut de plasticité des os (Bouvier). J'ai démontré que la ligne verticale de Kjoestadt repose sur le même principe. La direction postéro-antérieure de droite à gauche que, depuis plus de dix ans, j'ordonne aux scoliotiques de donner à leur livre pendant la lecture, doit son efficacité au même mode d'action. Le livre doit être en même temps placé tout à fait à gauche près du coude gauche ; il se produit ainsi au cou et aux lombes une inclinaison et une torsion en sens inverses de l'inclinaison et de la torsion pathologiques ; mais la lecture dans cette position est moins influente que l'écriture inclinée en sens inverse de l'écriture anglaise, que j'ai appliquée aux scoliotiques, dès que j'ai connu la loi de Berlin ; au début je craignais qu'en faisant porter le bras droit un peu en avant, ce genre d'écriture n'entraînât dans le même sens l'hémithorax droit, et n'augmentât la courbure dorsale. Il n'en est rien.

Le vulgaire, en conseillant aux demoiselles de baisser les yeux, a entrevu qu'il y avait là une association de la modestie à la bonne tenue. En effet, la tête restant droite, plus l'objet où se porte le regard est rapproché de la pointe des pieds, plus le rayon visuel se rapproche de la verticale et le mouvement exécuté par l'œil est d'autant plus grand qu'il est placé plus haut sur cette verticale.

Pour diminuer cet abaissement exagéré de l'œil et par suite la fatigue qui en résulte, le tronc et la tête, par un mouvement d'extension, reculent instinctivement en arrière, augmentant ainsi, par rapport à l'horizon, l'inclinaison du rayon visuel.

Dans le même ordre d'idées, j'ai ordonné au sujet de se tenir le plus rapproché possible du bord de la table pendant les repas et pendant la lecture, l'assiette ou le livre rapprochés de l'abdomen, la tête et le tronc verticalement dirigés, les coudes près du corps. Cette position favorise la rectitude du rachis de deux manières : d'abord le contact de la table empêche la flexion du tronc ; ensuite les yeux obligés de s'abaisser davantage forcent le tronc à se mettre dans la plus grande extension possible, par un mouvement de recul ou plutôt d'oscillation en arrière, sur les deux ischions qui représentent les extrémités de l'axe autour duquel s'accomplit ce mouvement ; mais la lecture, rapidement fatigante, ne doit se faire dans cette position que d'une manière intermittente, ou bien, si on veut la prolonger davantage, il faut un peu plus éloigner le livre du bord de la table, et si la hauteur de la tête par rapport au livre est trop grande, il suffit de le poser sur quelques volumes.

Le même objet, la tête restant droite, exigera un abaissement des yeux d'autant plus considérable qu'il sera regardé d'une plus grande hauteur, par exemple, d'un étage plus élevé.

Le même fait s'applique aux individus ; les hommes grands, à égale distance de l'objet considéré (1), sont obligés de baisser davantage les yeux que les

---

(1) Cet objet est toujours supposé rapproché de la pointe des pieds.

hommes petits ; c'est là peut-être une des causes qui favorisent leur rectitude. Cependant, pour ne pas être induit en erreur, il est bon de noter qu'un certain nombre d'hommes de petite taille, pour se grandir, tiennent, non plus instinctement, mais volontairement, le tronc et la tête très droits.

L'abaissement des yeux ne sert pas seulement à exprimer la modestie. Dans le langage mimique naturel, nous l'utilisons souvent pour exprimer une indifférence fière, le mépris ou le dédain. Cet acte, que l'on appelle vulgairement « toiser quelqu'un, » consiste à regarder cette personne de haut en bas, de la tête aux pieds (1), c'est-à-dire en abaissant les yeux. Par ce mouvement d'expression, non seulement nous nous grandissons nous-mêmes, mais encore nous simulons de rapetisser la personne regardée. En abaissant nos yeux, et éliminant successivement de notre vue les parties supérieures de cette personne, jusqu'à la réduire en quelque sorte aux pieds sur lesquels notre regard s'arrête, il se passe en nous un raisonnement malicieux, et l'idée, que nous avons simulé d'abaisser jusqu'à terre avec nos yeux cette personne, peut donner une petite sensation de triomphe véritablement trop facile (2).

Ecrire, lire, prendre ses repas, etc., en tenant la tête en extension, obligent à baisser les yeux d'une

(1) Cette expression est aussi employée dans le défi.

(2) Mais on peut « toiser » quelqu'un par simple curiosité : dans ce cas l'on toise aussi bien de bas en haut que de haut en bas tandis que dans l'expression de mépris nous toisons presque toujours de haut en bas.

manière excessivement fatigante ; pour que les rayons visuels soient moins obliques par rapport à la face et que les yeux se fatiguent moins, trois moyens peuvent être employés :

1° Celui que je viens de décrire et qui consiste à faire reculer la tête et le buste par un mouvement d'oscillation sur les ischions ;

2° La flexion de la tête, du cou et de la partie supérieure de la colonne dorsale en cyphose ; il faut l'éviter en partie ;

3° *La flexion des lombes*, qui, en effaçant la cambrure, porte en avant la tête, le cou et la colonne dorsale qui se meuvent en bloc, comme d'une seule pièce ; les rayons visuels tombent ainsi moins obliquement sur les yeux ; ce dernier moyen, qui appartient à la bonne tenue, est celui que la nature emploie le plus souvent et dont nous allons donner le mode d'action.

Mode d'action. — Prenons l'écriture et la lecture : j'ordonne de tenir le tête droite en extension, les épaules en arrière, les coudes serrés près du corps. Les épaules et les coudes ainsi placés favorisent la contraction des spinaux situés le long de la colonne dorsale qui, par ce fait, se trouvant bridée, c'est-à-dire dans l'impossibilité de se fléchir, de s'incliner en avant par ses propres articulations, met en jeu la colonne lombaire ; celle-ci, en effet, se décambrant et se fléchissant, *adapte la tête et le tronc au degré d'inclinaison nécessaire aux yeux* pour lire et pour écrire. Cette attitude, que l'on peut prendre très souvent en lisant et en écrivant, est parfaite-

ment correcte, et elle constitue un excellent moyen
orthopédique contre la cyphose et contre la scoliose ;
pour combattre plus spécialement la scoliose, il faut
serrer davantage le bras droit que le bras gauche
près du corps et s'asseoir sur la fesse droite. Mais
c'est essentiellement contre les courbures antéro-
postérieures pathologiques que l'on peut tirer parti
des faits que je viens d'exposer. Cependant en appuyant fortement avec la fesse droite, autrement
dit en faisant avec cette fesse une forte pression sur
le siège, on a ainsi une nouvelle action orthopédique qui s'ajoute aux précédentes ; il faut alors
porter en même temps tout d'une pièce, c'est-à-dire
sans l'incliner, le tronc un peu à gauche et en avant ;
cette pression de la fesse droite appartient à la catégorie des moyens qui abaissent la hanche droite,
moyens très utiles dans le traitement de la scoliose
commune.

(1) La surélévation du talon gauche (Delpech) et la surélévation de la hanche gauche (siège transversalement incliné, Jules
Guérin) rentrent dans cette catégorie de moyens.

CHAPITRE XVIII

—

IMPORTANCE DE LA PRESSION DES PIEDS
DE SON UTILITÉ DANS LES DÉVIATIONS DU RACHIS.

Nous savons que, pour allonger la taille, divers sentiments, tels que l'orgueil et la fierté, jouent un rôle important. Ces sentiments ayant pour effet de grandir l'individu, j'en ai fait profiter les scoliotiques en leur ordonnant, en dehors des autres mouvements, de prendre fréquemment des attitudes et une allure fières.

Pendant la marche, en appuyant fortement à chaque pas sur la partie postérieure de la plante des pieds, c'est-à-dire sur le talon, on augmente leur fermeté et leur fixité ; par cette pression de haut en bas, on empêche, en effet, les glissements latéraux ou antéro-postérieurs des pieds, et l'on donne ainsi beaucoup plus d'assurance à l'allure et au maintien.

Pour exercer cette pression de haut en bas avec les talons, le corps instinctivement redresse au maximum toutes les inclinaisons latérales ou antéro-postérieures, normales ou pathologiques, ouvre ainsi les zigzags et ondulations des membres inférieurs et du rachis et, les rapprochant de plus en plus de la verticale, augmente forcément la hauteur du squelette.

Pour augmenter la pression des pieds de haut en

bas, il faut charger le corps du côté droit dans la scoliose ordinaire, car si l'on appliquait la charge sur le côté gauche (épaule, bras ou main gauches) ainsi que je l'ai démontré, on augmenterait la scoliose.

La pesanteur, en général, aggrave les déviations; néanmoins, comme nouvelle exception à cette règle, à savoir que les charges augmentent l'influence nuisible de la pesanteur, nous avons démontré (1) que la nature, en chargeant physiologiquement ou pathologiquement l'abdomen par l'obésité, la grossesse ou les tumeurs abdominales, et en augmentant ainsi la puissance du côté de la flexion du rachis, améliore les scoliose en redressant la cambrure, élément nuisible des déviations; les personnes grosses doivent en partie leur assurance à la fermeté que donne aux pieds leur excès de poids. Pour augmenter la pression du pied, nous avons un moyen pratique et facile : c'est de faire porter des chaussures à fortes semelles, à doubles semelles et, au besoin, lourdement ferrées comme les chaussures de chasse; la botte, par son poids, contribue certainement à donner aux cavaliers une certaine assurance. Plus le membre inférieur est lourd, soit par la chaussure, soit par son propre poids, soit par sa longueur, plus il exige, lorsqu'il se porte en avant pendant la marche, un contre-poids considérable, contre-poids qui se fait par l'inclinaison du tronc en arrière et légèrement de côté (la tête fémorale de la jambe appuyée ser-

(1) Voir *Annales de la Société médico-chirurgicale de Liège, 1878*.

vant de pivot), et plus aussi le buste se redresse ; au contraire, moins le membre inférieur est lourd, soit par la légèreté de la chaussure, soit par son propre poids, soit par sa brièveté, moins il exige, lorsqu'il se porte en avant, d'inclinaison du buste en arrière, et de redressement ; l'inclinaison du buste en arrière redresse et décambre ; son inclinaison en avant tend au contraire à cambrer les reins. Nous trouvons, avons-nous dit, dans les longues jambes des personnes grandes, une cause de redressement de la courbure sacro-lombaire ; il faut, en effet, remarquer que le membre inférieur, qui est long, provoque l'inclinaison de compensation du buste en arrière, bien plus que le bras de levier (1) constitué par le membre quand il se porte en avant, que par le propre poids de ce membre, la longueur du bras de levier augmentant très rapidement le poids ; il est probable que la petitesse du mollet, pour la raison que je viens de donner, contribue à la cambrure que l'on observe si fréquemment chez les races nègres ; une autre cause de cambrure me paraît être l'éclat trop violent de la lumière qui, dans les pays chauds, fait froncer les sourcils, incliner la tête en avant et, par compensation, cambrer les reins ; les efforts intellectuels produisent une énergique contraction des sourciliers, laquelle s'accompagne d'un léger degré de cyphose cervico-dorsale, que nous pourrions appeler cyphose méditative ; elle produit, par com-

---

(1) Ce bras de levier a pour longueur, quand le membre inférieur est porté en avant, la distance qui sépare la verticale abaissée de la cavité cotyloïde de la verticale passant par la pointe du pied.

pensation, une augmentation de la courbure sacro-lombaire ; il est possible que ce soit là une des causes de la cambrure si fréquente dans les races grecque et latine. L'absence de chaussures et, par conséquent, de talons (1) chez les sauvages est certainement une cause de cambrure.

Mais revenons au rôle de la pression des pieds. Je viens de dire que, pour exercer cette pression de haut en bas avec les talons, instinctivement le corps redresse au maximum toutes les inclinaisons latérales ou antéro-postérieures, normales, ou pathologiques ; par cette extension à peu près générale des articulations du rachis et des membres inférieurs, les deux extrémités du squelette tendent à se porter verticalement en sens inverse, l'extrémité supérieure, la tête, de bas en haut ; l'extrémité inférieure, les pieds, de haut en bas ; mais, au moment même où l'on fait cet effort, la poussée de bas en haut qui se fait par l'élongati on, rencontrant la résistance du poids des parties supérieures, la plus grande partie de l'effort est, par la pesanteur, immédiatement transmise de haut en bas sur les pieds (ce que l'on sent très nettement) et là, trouvant la résistance fixe du sol, elle se traduit par l'allongement de tout le corps (2) ; au moment où l'on presse énergiquement

(1) Le talon haut et large placé sous le talon du pied redresse les courbures antéro-su périeures et joue un rôle très important dans le traitement de la cyphose dorsale et de la cambrure et pour la rectitude du corps.

(2) Quand on veut exercer une pression brusque, comme pour écraser quelque chose de résistant avec le pied, on commence par fléchir plus ou moins, selon la pression que l'on désire, le

avec le talon de haut en bas, l'on sent une contraction vigoureuse des spinaux dorsaux qui redresse la
cyphose cervico-dorsale, dégage et allonge le cou,
fait porter les épaules en arrière, efface la cambrure
lombaire, donnant, en un mot, un excellent maintien ; en somme, l'effort de pression des pieds consiste dans l'extension instinctive et utile de toute une
série d'articulations : articulation de la colonne dorsale (redressement de la cyphose), articulation coxo-
fémorale (redressement de l'inclinaison du bassin)
et, par suite, diminution de la cambrure), extension
du cou et de la tête, extension du genou et de la
jambe sur le pied.

Je fais exécuter cette pression pendant la marche
en recommandant d'appuyer principalement avec le
talon droit. Il faut en même temps roidir l'épaule
droite, incliner et tourner légèrement la tête à gauche
et faire exécuter au thorax, sur la colonne lombaire,
un léger mouvement de rotation par lequel l'épaule
gauche est portée en avant, l'épaule droite et l'hémithorax droit en arrière, en même temps que le tronc
se porte tout d'une pièce en avant et un peu à gauche.
La pression avec le pied droit est excellente et jouit

membre inférieur, puis le redressant brusquement, la pression
est considérablement augmentée par l'élan et la vitesse acquise
de cette extension brusque absolument comme dans la flexion et
l'extension brusque du membre supérieur quand on lance un
objet.

En faisant marcher sur les talons, les pieds légèrement fléchis,
les sujets atteints de déviations antéro-postérieures ou latérales,
l'on voit s'atténuer les courbures ; mais c'est néanmoins un
moyen secondaire.

d'une grande puissance, car elle favorise spécialement la contraction des muscles spinaux des convexités scoliotiques.

Je la recommande également dans l'attitude assise : dans cette position, appuyer fortement avec les
talons des deux pieds, ensemble ou alternativement,
mais principalement avec le talon du pied droit,
constitue un exercice orthopédique de premier ordre
et des plus précis. Pendant le mouvement et pour en
augmenter l'efficacité, il est bon, d'ailleurs on le fait
presque toujours instinctivement, de redresser
le haut du buste et de porter fortement la tête en
arrière, le menton rapproché du cou ; en commen-
çant le mouvement, on incline le buste en avant,
puis au fur et à mesure que l'on presse davantage
avec les pieds, on le redresse pour le porter de nouveau ainsi redressé tout d'une pièce en avant.

Le grand avantage de ces exercices, c'est qu'on
peut les exécuter en écrivant, en lisant, en faisant
du crochet, en cousant, etc., et même dans les promenades.

CHAPITRE XIX

—

1° *Synergie des muscles qui portent les épaules en arrière et des muscles spinaux extenseurs de la colonne dorsale.*

Voici quelques-uns des mouvements orthopédiques qui agissent de cette manière :

1° *Inclinaison de tout le corps en avant.* — Le sujet étant debout, les bras pendants, une personne se place derrière lui et saisit ses poignets, le sujet se penche en avant pendant que l'aide tire à lui les bras qui se trouvent ainsi portés en arrière, le sujet doit maintenir le corps très raide et la tête et les épaules dirigées en arrière (Nitsche).

2° Porter la poitrine en avant entre les bras élevés ou disposés en croix, mais bien fixés ; le sujet résiste à la pression qui est appliquée en arrière aux épaules. Cet exercice a pour effet de dilater la poitrine et surtout de développer la portion dorsale des sacro-spinaux (Nitsche) (1).

3° Flexion du buste sur les bras, les mains appuyées contre les perches jumelles (Paz).

4° Les mains appliquées à hauteur des épaules sur l'embrasure d'une porte, incliner fortement le tronc en avant (Reynier).

5° Décubitus abdominal dans l'attitude des sphinx ; par le poids du tronc les épaules sont portées en arrière (Reynier).

6° Les bras allongés en avant, les mains appliquées contre le mur, pousser le tronc en avant.

Les auteurs n'ont pas remarqué la synergie des muscles qui portent les omoplates en arrière et en dedans et des spinaux extenseurs du dos ; c'est là un fait important (2) et qui nous donne, aussi bien pour la scoliose que pour la cyphose, la clef du mode d'action d'un nombre considérable de mouvements et d'attitudes orthopédiques. Ainsi dans la scoliose, dès que les spinaux qui longent la convexité dorsale sont mis en contraction par le mouvement très prononcé de l'épaule droite en arrière, l'on peut, dans ces mouvements, la colonne vertébrale étant ainsi solidement bridée et maintenue redressée par la contraction vigoureuse et synergique de ces muscles,

---

(1) Nitsche n'a remarqué dans la pression appliquée en arrière aux épaules que la réaction de la portion dorsale des sacro-spinaux, mais nullement la synergie de ces muscles qui se produit dans tous les mouvements qui portent les épaules en arrière.

(2) Nous avons déjà insisté sur ce fait dans un précédent travail : Nouvelle contribution au traitement de la scoliose (Liège 1879). Annales de la Société Méd. chirurgicale.

sans danger d'augmenter la courbure dorsale, redresser la colonne lombaire en portant ou en inclinant le buste à gauche.

Revenons au mode d'action des exercices qui font le sujet de ce chapitre.

Au fur et à mesure que l'on porte le tronc en avant, les épaules arrêtées par la résistance des bras se trouvent refoulées de plus en plus en arrière, sollicitant ainsi d'une manière progressive la contraction synergique des spinaux dorsaux (1).

Les mouvements que nous exposons ici non-seulement effacent les épaules, mais encore, par l'intermédiaire des membres supérieurs et de la partie supérieure du thorax, ils tirent d'avant en arrière sur là partie supérieure de la colonne dorsale dans le sens des extenseurs de ces segments du rachis, c'est-à-dire d'une manière favorable au redressement de la cyphose dorsale. Cette traction antéro-postérieure est donc une nouvelle force qui s'ajoute à celle des extenseurs, ce fait est extrêmement important. Un grand nombre de mouvements, plusieurs de Nitsche, l'attelage préconisé par M. de Saint-Germain et M. Paz et dans lequel j'ai remplacé les poulies et les contre-poids par un simple tube de caoutchouc, etc., agissent selon le mode d'action que je viens d'expliquer. La pression postéro-antérieure exercée par l'inclinaison du tronc en avant rencontrant dans la

(1) L'attelage préconisé par M. le Dr de Saint-Germain et les tractions de contre-poids par des épaulières (M. Paz), sont analogues aux mouvements précédents, avec cette différence que la résistance est fixe dans ces mouvements, tandis qu'elle est mobile dans l'attelage, mais les efforts sont à peu près pareils.

plupart des mouvements que nous exposons ici la résistance des membres supérieurs, se transforme en pression antéro-postérieure transmise par les bras aux épaules et par celles-ci à la partie supérieure de la colonne dorsale.

7° Debout ou assis, mais surtout assis, les mains appuyées sur le bord de la table faisant résistance, si l'on penche le tronc en avant en ayant soin de tenir la tête droite, on a un résultat semblable, mais moins considérable. C'est une attitude que les orateurs prennent assez fréquemment à la tribune. En s'appuyant sur la table, uniquement avec la main droite, on agit plus spécialement sur la courbure latérale dorsale.

8° On peut encore exécuter le même mouvement en plaçant les mains sur le bord d'une cheminée et en penchant le corps en avant ou même plus simplement encore, en appliquant les mains à hauteur des épaules contre un mur et exécutant ainsi les mêmes efforts. Mais dans ce mouvement, le tronc limité dans son inclinaison en avant par le contact de la cheminée ou du mur, l'on obtient un bien moindre résultat qu'entre les perches verticales (Paz) ou dans l'embrasure d'une porte (Reynier).

9° Assis, la tête droite, le menton rapproché du cou, les bras en adduction et raidis, les coudes solidement appuyés près du bord de la table, le menton serré au cou, fléchir le tronc en avant (1) donne un résultat du même genre (2) ; le même mouvement

(1) Il faut dans ce cas faire un effort assez grand.
(2) Dans l'ouverture d'une porte, la pression des bras sur les

peut se faire debout, les avant-bras appuyés sur la rampe d'une fenêtre ou d'un balcon; il est ici plus efficace.

10° Assis, les bras roides et allongés, les mains appliquées sur les genoux, la tête droite, faire un effort violent pour fléchir le tronc en avant contre la résistance des bras qui font opposition, constitue aussi une ébauche de ces mouvements.

11° Andry, à propos des enfants qui avancent trop le ventre et se renversent en arrière, ordonne aux parents d'avoir le soin continuel de pousser doucement sur le derrière de l'enfant. (*Orthopédie*, t. 1, p. 82.)

Dans le programme de Nitsche, nous trouvons un mouvement analogue à propos de la cyphose.

« Pousser en avant le bassin du malade qui résiste à cet effort. »

Le sujet fixe les mains à hauteur des épaules, les bras sont fortement tendus en avant, une personne placée derrière lui applique les mains sur le bassin et le pousse en avant; le sujet résiste. Ce mouvement a pour effet de faire décrire au corps une courbure à convexité en arrière et de faire, en même temps, contracter énergiquement les muscles de la région dorsale et ceux du ventre.

Un fait qu'Andry et Nitsche n'ont pas remarqué, c'est que le mouvement de l'aide, poussant sur le bassin du sujet, est lui-même un véritable mouve-

---

épaules a lieu à peu près directement d'avant en arrière, tandis que sur le bord d'une table elle porte les épaules en arrière et un peu en haut.

ment orthopédique tout à fait comparable aux précédents que nous venons de décrire, car son mécanisme est identique.

12° *Exercice de la canne.* — Par l'intermédiaire d'une canne tenue transversalement par le sujet sur la partie supérieure des fesses ou sur les lombes par les deux mains (1) du sujet, la canne qui sert de résistance aux mains, exerce, en même temps, la pression sur le bassin.

Quel est le mode d'action de ce mouvement ? Il force les épaules et les coudes à se porter fortement en arrière, et les mains, gênées dans cette position, tendant à revenir en avant, exercent une vigoureuse pression sur la canne, pression transmise au bassin qui réagit contre elle et se redresse ainsi en même temps que les épaules et les coudes, fortement portés en arrière, provoquent énergiquement la contraction des spinaux dorsaux et que le haut du tronc (la colonne dorsale en extension) s'incline en avant par la flexion en avant ou redressement de la courbure lombaire ; s'efforcer de rapprocher un peu les coudes l'un de l'autre ; de plus, comme je l'ai précédemment démontré, les membres supérieurs portés ainsi fortement en arrière agissent par leur poids dans le sens des extenseurs de la colonne dorsale. Il se produit à la fois l'effacement de la cyphose et de la cambrure de compensation.

---

(1) Les mains doivent être en supination, c'est-à-dire la paume en avant. Lorsque la canne est tenue entre les bras et le dos, le sujet penché en avant doit tenir de la main droite, portée en arrière, un objet assez lourd tel qu'un gros dictionnaire.

Si la canne est placée, comme c'est l'usage pour ce mouvement, tout à fait au niveau des omoplates, sauf la pression sur le bassin, le mode d'action est analogue ; pour ajouter à l'efficacité de ces deux mouvements, je recommande au sujet d'incliner en même temps le tronc en avant et de renverser fortement la tête en arrière.

Pression de la canne localisée sur la fesse droite. — Pratiquant la pression avec la canne non plus sur deux fesses, mais sur la fesse droite seulement, on a un mouvement utile contre la scoliose commune.

Mode d'action. — Le bassin poussé à gauche et en avant réagit et redresse ainsi son inclinaison latérale en même temps que les muscles qui portent l'épaule droite en arrière, se contractant vigoureusement, provoquent le redressement de la colonne dorsale. Avoir soin de porter le coude droit en dedans et le coude gauche plutôt en dehors. On sollicite ainsi la contraction des spinaux dorsaux droits et le relâchement des mêmes muscles du côté gauche ; incliner le tronc à gauche et en avant, incliner fortement la tête à gauche et en arrière et marcher en exécutant ce mouvement qui jouit de quelque efficacité.

2° Les membres supérieurs fortement portés en arrière agissent par leur poids dans le sens des extenseurs de la colonne dorsale.— Bretelles axillaires. — On prend quelquefois pour se tenir plus droit certaines attitudes qui ont une action analogue au précédent mouvement et dont le mécanisme est le même ; ainsi, par exemple, les personnes qui mettent fréquemment les pouces aux entournures du gilet ; instinctivement, par l'intermédiaire des pouces, les mains pressent contre la partie antérieure des entournures du gilet, qui remplit le même rôle de résistance que les perches verticales ou le cadre d'une porte. Au fur et à mesure que les pouces pressent sur l'entournure, les épaules, provoquées par cette pression transmise par la partie postérieure de l'entournure, se portent en arrière en même temps que le tronc, pour favoriser la pression des mains, ébauche un mouvement de flexion par lequel les épaules se trouvent davantage encore portées en arrière. Il est important de remarquer que la simple attitude des bras, sans aucun effort, dans cette position, est excellente parce qu'elle force les épaules à s'effacer, et les bras à se porter en arrière, la pression exercée par les membres supérieurs se transmettant alors non plus en avant dans le sens de la flexion, mais bien en arrière dans le sens de l'extension de la colonne dorsale et tendant ainsi à redresser la cyphose par le mécanisme que nous avons décrit à propos de l'influence du poids des objets (placés en arrière) sur le rachis. C'est là un fait extrêmement important qui nous explique l'efficacité de tous les mouvements qui portent les épaules et les bras en arrière, tels que l'attelage préconisé par M. de Saint-Germain, l'exercice du bâton placé entre les bras et le dos, etc., le huit de chiffre de Bouvier et Bouland qui tire fortement les épaules en arrière, l'appareil de maintien de Lebellequic ; les bretelles axillaires adaptées aux corsets et que je ne saurais trop préconiser, ont une action analogue, c'est-à-dire qu'ils transportent en arrière dans le sens des extenseurs de la colonne dorsale la pression des membres supérieurs qui, sans ces mouvements ou sans ces appareils, agit dans le sens de la flexion sur la moitié supérieure de la courbure dorsale et augmente ainsi la cyphose de ce segment du rachis (1).

Les mains portées derrière le dos, les coudes fortement en arrière, agissent de la même manière.

D'autres personnes prennent à chaque main un revers de leur paletot. Outre l'action que nous venons de décrire, la pression est transmise par le col du paletot sur la partie postérieure du cou dont les extenseurs ainsi provoqués se contractent.

Même mécanisme dans l'attitude suivante : Les coudes étant fortement portés en arrière, les deux mains placées dans les poches du pantalon, pressent de leur bord cubital contre la partie antérieure de l'ouverture de la poche qui fournit la résistance (2) ; en même temps le tronc, pour favoriser la pression des mains, ébauche un mouvement de flexion par lequel les épaules sont portées en arrière et un peu en haut. De même que dans l'exercice précédent, la pression sur le gilet transmise à la partie postérieure des entournures, provoquait la réaction et le redressement des épaules, ainsi la pression sur les épau-

(1) Les bretelles américaines agissent de la même manière.

(2) Dans ce mouvement, il se produit un effort d'extension au coude qui tend à éloigner la main de l'épaule et comme la main est arrêtée par la poche, c'est l'épaule qui s'éloigne de la main en se portant en arrière et légèrement en haut.

les communiquée à la partie postérieure de la ceinture du pantalon, exerce sur la partie supérieure du bassin une poussée antéro-postérieure (1) qui provoque son redressement.

3° D'autres, fort insouciants, placent quelquefois leurs pouces dans les poches de leur gilet, ou entre l'abdomen et la partie antérieure de la ceinture du pantalon.

4° Enfin, pour terminer ces exemples, nous citerons la position qui consiste à placer la main sur la poitrine (2) dans la redingote croisée. Ce fut l'attitude de prédilection de quelques grands hommes parce qu'ils y trouvaient un moyen d'augmenter soit la fermeté de leur maintien, soit leur expression de commandement.

Toutes ces attitudes, qui ont pour effet de faciliter la rectitude du corps, étant pratiquées avec violence, peuvent être employées comme mouvements orthopédiques.

En multipliant ces exemples, mon but est de démontrer une fois de plus que l'on peut soigner les déviations de la taille sans aucun appareil, car tout en reconnaissant que les appareils et la mise en scène ont plus d'influence sur l'esprit du malade et lui inspirent souvent une aveugle confiance, j'ai constamment poursuivi un but opposé dans l'intérêt des malades eux-mêmes, en m'efforçant par la simplification des choses (simplification qui coïncide d'ailleurs avec une plus grande efficacité) de mettre mes traitements à la portée de tous.

(1) Contre laquelle le bassin réagit.
(2) Et à appuyer de son bord cubital et un peu en avant.

CHAPITRE XX

—

Dans la scoliose commune l'attitude défectueuse
des épaules présente généralement les caractères
suivants :

1° Épaule droite plus haute et plus en avant que
l'épaule gauche.

2° Bord interne ou spinal de l'omoplate droite
plus éloigné que le bord interne de l'omoplate gauche de la ligne des apophyses épineuses.

Cette position anormale et la différence de volume
des deux épaules sont les seuls signes qui, au début
d'une scoliose, frappent le vulgaire ; les médecins
y ont attaché, avec raison, une grande importance,
soit au point de vue symptomatique, soit au point
de vue thérapeutique ; mais peu de branches de la
chirurgie ont autant induit les médecins en erreur
que les déviations de la taille ; la position défectueuse des épaules et en particulier de l'épaule droite
a été la source de théories fausses et d'erreurs thérapeutiques. Les uns voyant dans la prédominance
de volume de l'épaule droite (qui n'est qu'une apparence tenant à l'attitude vicieuse), un excès de musculature et de force de cette épaule et de tout le côté

droit, ont prescrit, à l'exemple du célèbre Boyer, d'exercer le membre supérieur gauche ; d'autres, pour expliquer la déviation de l'omoplate, ont imaginé ou admis la théorie de la relaxation : « Le plus souvent la déviation de l'omoplate droite, comme celle de la colonne, dépend de la diminution d'énergie d'un ou de plusieurs muscles du scapulum ; la forme la plus fréquente de déviation de l'omoplate est son écartement plus ou moins grand de son bord interne de la colonne ; elle reconnaît pour cause la relaxation des muscles, trapèze et rhomboïde, relaxation si fréquente que je la désigne sous le nom de déviation scapulaire commune. » Eulembourg, Mémoire sur la pathogénie et le traitement des dév. lat. du rachis dans journal *für Kinderkronkheiten* 1862. — Aussi pour remédier à cette relaxation supposée du trapèze et du rhomboïde et pour rétablir l'harmonie entre les deux épaules, a-t-on imaginé, en Suède et en Allemagne, un certain nombre de mouvements, dont voici les principaux que nous prenons dans le programme de Nitsche (1).

1° Mouvement circulaire du bras droit dirigé d'avant en arrière. Un aide placé derrière le sujet applique quatre doigts sur l'épaule droite et le pouce sur l'omoplate ; lorsque le sujet élève le bras, l'aide appuie sur l'omoplate et attire l'épaule en arrière ; le sujet exécute bien mieux le mouvement s'il fixe le bras gauche en serrant avec la main une barre fixe.

(1) Nous en devons la traduction à l'obligeance de notre excellent confrère et ami le Dr Pierre Bouland.

2° Faire décrire au bras droit, qui est à hauteur de l'épaule, un cercle en arrière — l'avant-bras est plié, la main en haut, la face palmaire en avant. Un aide placé derrière le sujet saisit son poignet droit et fait décrire au bras un cercle de 3o à 4o centimètres en arrière ; la main gauche du sujet est appliquée sur la hanche correspondante, l'aide appuie en arrière sur l'épaule droite du sujet pendant qu'il attire le bras en arrière. Pour bien exécuter ce mouvement le malade doit être assis (15 à 20 fois).

3° Porter en arrière le plus possible le bras droit qui a été dirigé, étendu, en avant. Un aide résiste à ce mouvement et presse en même temps sur l'épaule droite. Le sujet peut fixer le bras gauche en l'appuyant (4 à 5 fois).

4° Appliquer l'avant-bras droit sur les lombes, l'épaule correspondante dirigée en arrière, fléchir et allonger le bras gauche en avant, en haut et de côté.

5° Le malade étendu sur le dos élève en diagonale le bras gauche qu'il tient très tendu, ensuite il l'abaisse en diagonale et lentement pour venir appliquer la main sur la hanche droite (8 à 10 fois).

6° Tourner l'épaule droite en arrière et la gauche en avant, le sujet élève l'épaule droite, ensuite il la dirige en bas et en arrière (20 à 3o fois). — Ensuite il fait le mouvement inverse avec l'épaule gauche; c'est-à-dire qu'il la dirige en haut et en avant.

7° Les deux mouvements qui suivent appartiennent à Heiser (de Strasbourg). Gymnastique orthopédique 1854.

Une corde, engagée dans une poulie, porte à l'une

de ses extrémités un poids, et à l'autre une poignée que le malade saisit avec la main gauche, le pouce au-dessus. Après s'être placé latéralement à une certaine distance de la poulie, afin d'avoir plus de facilité pour s'exercer, il doit tirer la corde doucement avec la main, sans faire aucun mouvement de corps. Aussitôt que la main aura croisé la poitrine, il relâchera doucement et continuera ainsi sans saccades et à temps égaux. Dans cet exercice, le bras droit est replié au bas du dos, et, selon l'âge et la force du malade, on augmente le poids à tirer.

8° Natation — la coupe. — Au premier temps, on porte le bras gauche en arrière ; au second, on lève doucement le bras gauche, jusqu'à ce qu'il se trouve en ligne avec la tête. Au troisième temps, on porte le bras tout droit en avant en ligne avec l'épaule. Au quatrième temps, on remet le bras en adduction dans sa position naturelle.

Parmi les médecins orthopédistes, les uns n'ont vu, dans les mouvements qui précèdent et dans les autres mouvements du même genre, que des moyens directs d'agir sur l'omoplate ; d'autres, avec Boyer, ont attribué aux fibres moyennes du trapèze et au rhomboïde le pouvoir d'attirer vers l'épaule la colonne dorsale et de la redresser ; d'autres enfin, comme Bouvier, trop préoccupés de la conformation anatomo-pathologique, ont nié l'action bienfaisante de ces exercices. « Je ne vous parlerai que pour mémoire des exercices qui portent une omoplate en avant pour la rendre moins saillante ; les notions anatomo-pathologiques les plus élémentaires sur la cause de la saillie de l'omoplate, montrent suffisamment l'inutilité de ces mouvements au point de vue qui nous occupe. » Bouvier, *Maladies chron. de l'appareil locomoteur.*

Un fait a échappé aux orthopédistes ; il est d'une extrême importance et nous ne saurions trop insister sur lui. C'est ce fait fondamental, constaté par nous de la manière la plus certaine, *que dans les mouvements actifs qui portent l'omoplate droite fortement en arrière et en dedans, se produit, en même temps que la contraction des muscles qui rapprochent ainsi l'omoplate, une contraction énergique et autrement importante des muscles spinaux qui longent la convexité dorsale, contraction par laquelle est diminuée cette convexité.*

Lorsque les deux omoplates se portent en même temps en arrière et en dedans, la contraction des muscles spinaux dorsaux a lieu des deux côtés ; ces faits constatés, il m'a été possible de tirer parti pour la scoliose de quelques-uns des mouvements employés contre la cyphose, en ayant le soin de faire porter en arrière une seule épaule, celle du côté de la convexité latérale dorsale scoliotique.

Comme exemple, je citerai l'exercice qui consiste à faire sortir la poitrine et effacer les épaules. Voici comment nous le faisons exécuter :

Le sujet est debout ou assis, la tête droite et le menton rapproché du cou, de façon à produire une extension cervicale, les coudes sur les côtés du corps, les avant-bras fléchis et la paume des mains en pronation, c'est-à-dire regardant en avant.

Il porte fortement les deux épaules en arrière et un peu en bas, en même temps que les avant-bras augmentent doucement et avec mesure leur flexion jusqu'au maximum, les coudes se portant très peu en arrière, de façon à faire passer l'effort d'avant en arrière essentiellement dans les épaules. Au fur et à mesure que s'exécutent ces efforts, au lieu de faire porter le tronc en arrière comme le conseillent les orthopédistes, je recommande expressément le contraire, c'est-à-dire de l'incliner en avant ; je démontrerai en effet que la colonne dorsale étant tenue en extension et bridée par la contraction synergique des muscles qui portent les épaules en arrière et des muscles spinaux situés le long de la courbure dorsale, l'inclinaison du tronc en avant a pour effet d'effacer l'ensellure ou cambrure lombaire, et comme les deux courbures sont solidaires et se compensent, elles augmentent ou diminuent simultanément; c'est pourquoi l'atténuation de l'ensellure diminue la cyphose dorsale.

Pour la scoliose, je fais exécuter cet exercice de la même manière, mais avec le bras droit seulement.

Voici plusieurs mouvements que j'ai imaginés en me basant sur l'action synergique des spinaux et des muscles qui portent les épaules en arrière.

1° Le sujet est debout, la jambe droite un peu en avant, le bras droit horizontal dans la direction transversale du thorax, l'avant-bras fléchi, la paume de la main regardant en avant ; il raidit l'épaule droite, porte dans cette position le membre supérieur droit fortement en arrière et exécute avec le tronc un mouvement de rotation par lequel l'épaule droite est portée en arrière et la gauche en avant en même temps que le tronc se penche et se porte un peu à gauche, en haut et en avant.

Dans cet exercice, les contractions sont localisées aux muscles spinaux qui bordent les convexités, et les flexions de torsion de la courbure lombaire et de la courbure cervico-dorsale sont diminuées.

J'ai pris au hasard un de mes mouvements orthopédiques, car la plupart atteignent le même but.

Je viens de donner en deux mots l'explication rapide du mécanisme de ce mouvement orthopédique contre la scoliose ; j'aurais pu prendre pour types d'autres mouvements, car cet artifice qui consiste à faire tourner légèrement le tronc vers la droite (1) pendant la contraction énergique des muscles spinaux qui bordent la convexité dorsale, et que personne n'a remarqué, a une extrême importance, et sera le lien qui nous permettra de rapprocher dans un tableau synthétique une foule de mouvements orthomorphiques des plus disparates qui ne paraissaient avoir rien de commun. — C'est ce désordre qui a existé jusqu'aujourd'hui dans les nombreux mouvements imaginés contre la scoliose, qui a inspiré au plus grand nombre de médecins le dégoût et produit chez d'autres le doute et quelquefois même l'incrédulité en ce qui concerne l'amélioration considérable

(1) C'est-à-dire le tronc exécutant un mouvement par lequel l'épaule droite est portée en arrière et la gauche en avant, en même temps qu'il se porte à gauche et un peu en haut et que la tête s'inclinant sur l'épaule gauche se tourne un peu à gauche.

des déviations de la taille par l'exercice des muscles spinaux des convexités (1).

Grâce à certaines classifications, à certains rapprochements de ces exercices, qui donneront à cette importante branche de la thérapeutique orthopédique un caractère plus scientifique, j'ai la ferme conviction que dans un temps peu éloigné les médecins s'occuperont avec moins d'indifférence de cette branche arriérée de la chirurgie et que plusieurs mouvements orthomorphiques simples et efficaces qui existent aujourd'hui, et auxquels il ne manque que d'être plus connus, occuperont le rang qu'ils méritent (2) ; car les moyens de soutien, les ceintures, les corsets et même l'ingénieux appareil inamovible de Sayre, employés isolément, modifient infiniment moins les flexions latérales et les flexions de torsion que ces mêmes appareils unis aux mouvements

(1) Pour expliquer ce dégoût de la part des médecins vis-à-vis des déformations du rachis, nous devons ajouter que jusqu'à ces dernières années où le traitement des déviations de la taille s'est enrichi de plusieurs mouvements, pour ainsi dire spécifiques, tant leur effet est puissant, il n'existait guère malgré les recherches et les efforts de plusieurs sommités médicales à l'étranger et en France, que des exercices compliqués, difficiles à exécuter et jouissant d'une action véritablement trop faible sur les courbures vertébrales pour passer et rester dans le domaine thérapeutique.

(2) « Si la gymnastique, dans le traitement des déformations de l'épine, n'a pas donné tous les résultats que l'on en espérait, c'est tout simplement que le choix des exercices qui peuvent agir efficacement sur les courbures pathologiques était l'un des problèmes les plus difficiles de la physiologie des mouvements. » Docteur Dally. *Des ressources nouvelles de l'orthopédie physiologique.*

orthomorphiques, « qui mettent en jeu sur place des agents mécaniques fournis par l'organisme lui-même, les muscles des convexités. » Bouvier et Bouland. *Dict. encyclop. des Scien. médic.* Rachis.

CHAPITRE XXI

—

QUELQUES MOYENS DE REDRESSEMENT CONTRE LA
CYPHOSE ET CONTRE LA SCOLIOSE

Me basant sur la diminution considérable des
courbures latérales par le redressement des courbures antéro-postérieures, j'ai imaginé contre la scoliose un certain nombre de mouvements à action
antéro-postérieure, dont j'ai retiré les meilleurs
résultats. Voici trois ou quatre de ces mouvements
dont on retire de grands avantages, non-seulement
contre la cyphose dorsale, mais aussi, je le répète,
contre la scoliose.

A. Pression de haut en bas sur l'abdomen. — Position : le sujet applique en avant, sur la partie supérieure de l'abdomen, les poings fermés.

MOUVEMENT. — Il presse assez fortement de haut
en bas et d'avant en arrière.

MODE D'ACTION. — Par le fait de cette pression de
haut en bas avec les mains sur les muscles abdominaux, il se produit une contraction de ces muscles et
de leurs congénères, par laquelle le bassin diminue
d'inclinaison, et la cambrure sacro-lombaire s'efface
en même temps que les muscles spinaux se contractant au niveau de la voussure dorsale, cette courbure
ou cyphose proprement dite se redresse. Les membres supérieurs, pour presser avec les poings sur

l'abdomen, tendent à ouvrir l'angle formé par l'avant-bras; il en résulte que les épaules se trouvent portées en arrière, transmettant ainsi ce mouvement à la partie supérieure du thorax et par elle à la partie supérieure de la colonne dorsale qui s'en trouve portée en arrière et par suite redressée.

B. Pression de bas en haut sur le rebord des côtes. — Position : Appliquer au niveau du creux épigastrique, sous le rebord des côtes, la face dorsale des pouces aux points correspondants aux premiers métacarpiens, ce qui se fait d'ailleurs avec la plus grande facilité. En joignant les mains devant le creux épigastrique (attitude normale et fréquente) et pressant légèrement de bas en haut et d'avant en arrière, l'on a un mouvement orthopédique excellent, qui, avec un peu d'habitude, peut s'exécuter même dans le monde parce qu'il est complètement inaperçu ; c'est là un avantage très précieux de ce mouvement facile qui améliore singulièrement le maintien et la tenue.

Mode d'action. — Par le soulèvement de la paroi antérieure du thorax, l'extrémité supérieure de la voussure dorsale est portée en arrière, et les muscles spinaux au niveau de la colonne dorsale sont violemment mis en contraction ; tenir en même temps le cou et la tête en extension.

C. Mouvement d'abaissement des épaules. — Position : Le sujet, dans l'attitude debout fixe ou en marchant, exécute un effort vigoureux et prolongé d'abaissement des épaules, en même temps qu'il porte le cou et la tête en extension ; ce mouvement est efficace, mais il a le grand inconvénient d'être difficile à comprendre et à exécuter. Pour en faciliter l'exécution, montrer au malade ses clavicules et lui indiquer que c'est avec elles, et en les abaissant vigoureusement, qu'il doit presser sur la partie supérieure et antérieure du thorax.

MODE D'ACTION. — Ce sont les muscles pectoraux qui rentrent violemment en jeu ; ils produisent d'abord l'abaissement des clavicules et des épaules, puis celles-ci rencontrant la résistance du thorax et devenant à leur tour point fixe, les muscles pectoraux agissent alors en élevant la paroi antérieure du thorax, et en provoquant la contraction synergique des spinaux situés le long de la colonne dorsale.

Dans le cas où l'enfant ne comprend pas bien le mouvement, on lui fait exécuter l'exercice suivant, qui a quelque analogie avec le précédent et qui consiste à marcher en tenant à chaque main un poids de un ou plusieurs kilos, les bras allongés et les épaules tombantes. L'efficacité considérable du joug sur la rectitude de la taille des laitières du nord de la France tient au même mode d'action. Le joug est une sorte d'appareil en bois qui embrasse le cou et emboîte les épaules et de chaque côté duquel pend une corde munie d'un crochet auquel est fixé le seau de lait.

CHAPITRE XXII

IMPORTANCE DE LA FIXITÉ DES PIEDS COMME MOYEN
PROPHYLACTIQUE ET THÉRAPEUTIQUE DES DÉVIA-
TIONS DU RACHIS. — MODIFICATION DE LA TABLE-
BANC DU MOBILIER SCOLAIRE.

La fixité absolue ou relative des pieds joue un
rôle très important dans le mécanisme de la station
assise ou debout et des différentes positions que l'on
prend dans ces attitudes.

Le vulgaire a entrevu l'importance de ce fait pour
la station debout. Tout le monde sait, par exemple,
que, sur un parquet ciré, et surtout sur la glace,
l'on manque d'aplomb et qu'il est difficile ou impossible de régler les mouvements qui exigent une certaine inclinaison latérale ou antéro-postérieure du
tronc, comme la marche rapide, la course, etc. Plus
une surface est glissante, plus elle diminue la fixité
des pieds et amoindrit le rôle que cette fixité joue
dans un grand nombre de mouvements et d'attitudes.

La résistance fournie aux pieds par un plan rugueux comme le sol, permet des inclinaisons latérales ou antéro-postérieures du tronc plus considérables, car elle remplace, en quelque sorte, le contre-
poids que nécessitent ces inclinaisons ; les rugosités
du sol ne sont, en définitive, qu'une série infinie de

minuscules points de résistance (1) s'appliquant contre les mille saillies plus ou moins légères du dessous de la semelle, et créant ainsi une foule de résistances latérales ou antéro-postérieures, selon le sens de l'inclinaison du tronc. Les surfaces glissantes sont dépourvues de ces innombrables obstacles imperceptibles ou les présentent à un degré insensible.

On peut rapprocher des plans rugueux les points fixes fournis par les obstacles artificiels (2), tels que le pied d'une table ou d'un bureau, ou par un obstacle qui affleure la face dorsale du pied et l'empêche d'élever sa pointe. Pour contrôler ce dernier fait, glisser le bout des pieds sous le bord d'une petite caisse contenant un petit nombre de livres, mais en quantité suffisante pour ne pas céder aux mouvements du pied. Cette fixité joue un rôle considérable dans l'attitude assise, et l'on avait raison autrefois d'employer dans les maisons d'éducation une planche avec empreintes pour maintenir les pieds dans une bonne attitude, c'est-à-dire les pointes en dehors ; mais il y avait là le germe d'une application plus importante pour la fixité des membres inférieurs.

Action orthopédique des pressions de la pointe des pieds contre un obstacle antérieur. — Assis, les pointes des pieds appliquées contre le bas d'un mur, pousser alternativement ou simultanément de

(1) Les tapis remplissent le même but.

(2) Dans ce cas, c'est la pression elle-même du pied qui le fixe contre l'obstacle et fait contre-poids.

toutes ses forces la pointe de chaque pied contre le mur ; ces impulsions, ces poussées permettent une extension vigoureuse du tronc. La raison en est que lorsque l'un des pieds ou les deux pieds appuient vigoureusement contre le mur, il se crée au tronc une résistance proportionnelle favorable au redressement des courbures antéro-postérieures. Ce mouvement très efficace s'exécute parfaitement en voiture, la paroi antérieure servant d'obstacle aux pointes des pieds ; les petites traverses de bois sur lesquelles reposent les pieds dans les omnibus, en fournissant un obstacle au bord antérieur des talons, permettent encore cette pression postéro-antérieure des pieds.

Dans la scoliose ordinaire (1) il faut faire la poussée contre l'obstacle avec la pointe du pied droit, parce qu'elle produit, outre le redressement de la cambrure et le renversement du tronc en arrière, une torsion favorable du buste, par laquelle l'épaule gauche se porte en avant et la droite en arrière, en même temps que l'ensemble du tronc doit se porter à gauche sans se fléchir ; il faut, de plus, avoir soin de tourner et d'incliner la tête à gauche.

Mouvement dérivé du précédent ; en marchant. — Au moment même où le pied droit appuie par terre et sans obstacle, faire une pression et en même temps un effort comme pour le pousser en avant ; dans la station debout fixe sur les pieds, on peut exécuter le même effort. Dans la station assise, cet

______

(1) C'est-à-dire à convexité dorsale tournée à droite, à convexité lombaire tournée à gauche.

effort du pied droit est encore plus facile à exécuter et plus efficace.

Dans la marche, l'impulsion en avant a lieu par la poussée communiquée par le membre qui est en arrière. Or, pour pousser le corps en avant, il faut que les pieds trouvent sur le plan d'appui la fixité nécessaire. Ainsi sur un plan glissant et fournissant une résistance insuffisante : glace, parquet ciré, le tronc s'incline moins en avant et les pas sont plus petits parce que le membre, qui est en arrière, glissant, ne peut plus donner une poussée aussi forte, sauf que l'on marche artificiellement en faisant de grandes enjambées et en posant le pied bien à plat, ce qui constitue une marche tout à fait fantaisiste. Il est également plus facile sur les routes que sur un plancher ciré de renverser le tronc un peu en arrière, c'est-à-dire de marcher très droit.

Modification des tables-bancs du mobilier scolaire. — Fixité facultative des pieds. — Les vieillards, les bébés marchent les jambes un peu écartées, donnant ainsi, par l'augmentation du contre-poids que font les membres inférieurs aux inclinaisons latérales du tronc (1), plus d'assurance à ces inclinaisons pour lesquelles les muscles trop faibles sont insuffisants (2).

La fixité des pieds augmente la force du maintien,

______

(1) Et par l'augmentation de la base de sustentation.

(2) On charge de plomb les pieds des chevaux dont les muscles trop faibles ne suffisent pas pour les relever convenablement pendant la marche et qui tirent de là le défaut de broncher. (Delpech, *Orthomorphie*, p. 112, t. II.)

facilite les inclinaisons latérales ou antéro-postérieures, en atténue les inconvénients qui sont les attitudes passives beaucoup plus déformantes que les autres, donne en un mot beaucoup plus de force pour la manœuvre du rachis (1).

C'est pourquoi je conseille de donner aux élèves cette fixité si utile en remplaçant, dans la table-banc du mobilier scolaire, la barre d'appui par une planche épaisse creusée au niveau de chaque élève, d'une forte empreinte triangulaire assez grande pour contenir les pieds (2), et présentant en avant une plaque de fer large de 3 ou 4 centimètres qui couvre la pointe du pied et l'empêche de se relever, permettant ainsi sans appui une inclinaison considérable du tronc en arrière ; l'élève est complètement libre, il peut mettre ou enlever ses pieds quand cela lui plaît.

La pression du bord latéral droit du pied droit contre le rebord droit de l'empreinte permet une forte inclinaison à gauche ; la pression du pied gauche contre le rebord gauche permet une forte inclinaison à droite, et la pression contre le bord antérieur et contre la plaque de fer facilite l'extension du tronc en arrière et sa rectitude ; la pression contre le rebord

***

(1) Grâce à la fixité des pieds les inclinaisons latérales ou antéro-postérieures du tronc constituent presque toujours des attitudes actives. Instinctivement dans la station assise, lorsque nous sommes fatigués, nous mettons quelquefois nos pieds derrière les pieds antérieurs de la chaise parce que nous trouvons dans cette attitude un surcroît de force pour le maintien.

(2) Cette empreinte doit se trouver au point où les pieds s'appuient naturellement dans une tenue correcte, c'est-à-dire, bien plus rapprochée du banc que la barre d'appui.

postérieur permet au tronc d'être maintenu plus incliné en avant. Les obstacles fournis aux pieds par l'empreinte leur donnent une fixité qui se communique au reste des membres inférieurs et au bassin et facilite le jeu des muscles qui meuvent le tronc et le rachis. « Eulembourg fait, dans plusieurs mouvements orthopédiques, maintenir les cuisses et les hanches par des aides ou autrement. » (*Dict. encycl.*, article Rachis, p. 640).

Dans la station assise, par la fixité des pieds et, par suite, du bassin et des cuisses, on a en quelque sorte un excès de contre-poids qui permet à volonté l'inclinaison active du buste dans n'importe quel sens ; dans l'inclinaison en arrière, l'on peut comparer le corps à un levier dont les membres inférieurs fixés constituent la résistance, les ischions le point d'appui et le buste la puissance ; dans l'inclinaison latérale gauche l'ichion gauche sert de point d'appui et le pied droit seul fait la résistance. C'est l'inverse pour l'inclinaison latérale droite ; l'inclinaison latérale du tronc à gauche combat le déjettement pathologique du tronc à droite, symptomatique de la scoliose commune, c'est-à-dire à convexité dorsale tournée à droite, à convexité lombaire tournée à gauche.

La fixité des pieds et des membres inférieurs pour les gens de petite taille ou de taille moyenne se trouve gênée ou empêchée par l'excès de profondeur d'avant en arrière de la plupart des sièges (1) (les

____

(1) Chaises, fauteuils, sièges de voiture ; sur les bancs des pro-

fesses ne prenant pas contact avec le dossier; il en résulte que le bassin est moins fixe); la trop grande hauteur du siège par rapport à la distance du genou au sol nuit à la fixité des pieds et gêne le maintien.

Molière, que je demande la permission de citer ici, pour ajouter au ridicule de Thomas Diafoirus, après ses compliments, n'a pas manqué de le faire asseoir sur un escabeau très élevé où le malheureux Diafoirus, les pieds éloignés du plancher, est d'un effet irrésistible.

La cambrure ou ensellure lombaire nuit à la fixité des pieds et gêne le maintien. — Dans la cambrure où le centre de gravité tend à passer en avant sur la partie antérieure des pieds, ceux-ci prennent moins sur le sol et ont moins de fermeté ; mais pour augmenter la fixité relative du pied, les jambes oscil-

menades et les banquettes des chemins de fer, cette profondeur du siège est moins considérable et plus rationnelle. Je conseille également de donner au siège des chaises, des bancs des écoles, etc., une inclinaison de haut en bas et d'arrière en avant, de 3 à 5 centimètres, qui fait porter le centre de gravité tout à fait sur les ischions, favorise la rectitude du tronc et atténue les courbures antéro-postérieures normales ou pathologiques. Dans la station debout, les plans inclinés de la même manière que les sièges, c'est-à-dire de haut en bas et d'arrière en avant (pentes) diminuent les courbures antéro-postérieures et donnent un meilleur maintien ; par les talons hauts qui inclinent les semelles de haut en bas et d'arrière en avant, le sujet porte aux pieds son plan incliné ; le centre de gravité passant toujours par le côté le plus élevé du plan d'appui, il passe ici tout à fait par les talons; pour les courbures transversales de la scoliose ordinaire, il faut le siège transversalement incliné de J. Guérin, Duchenne (de Boulogne) et Barwel, qui porte le centre de gravité sur l'ischion gauche et diminue la courbure lombaire et le déjettement du tronc à droite.

lant d'avant en arrière sur la mortaise tibio-tarsienne, reculent le centre de gravité sur les talons et ouvrent l'angle qu'elles forment en avant avec les pieds. La cambrure donne une sorte d'incertitude au maintien; contentons-nous de constater que cette incertitude coïncide avec une diminution de la fixité des pieds qui provient en grande partie de ce que les articulations médio-tarsiennes et les mouvements sur la pointe des pieds servent dans la cambrure à remplacer la rotation des vertèbres lombaires insuffisante dans cette conformation. De plus, dans la cambrure, les muscles sont obligés de dépenser une partie de leur force pour l'inclinaison exagérée des leviers osseux (1), donnant ainsi moins de fermeté et de précision aux mouvements que dans l'attitude très droite ; dans ce cas les segments osseux plus rapprochés de la verticale constituent des bras de leviers plus courts et plus faciles à mouvoir. Quand un segment du squelette est incliné, le segment sous-jacent supporte non seulement le poids de ce segment, mais encore l'excès de pression qui résulte

(1) La musculature devient plus vigoureuse : les cambrés sont en effet généralement bien musclés et vigoureux. C'est très net pour les cuisses, le bassin, la région lombaire et la région postérieure du cou. Le cambré est très mobile et un peu brusque dans ses mouvements et attitudes et par suite de la gêne de la courbure lombaire il meut le tronc et le bassin en même temps, dépense ainsi beaucoup plus de force que les sujets non cambrés, et comme les inclinaisons et torsions du tronc interviennent pour adapter les bras aux diverses attitudes, il en résulte que par accommodation les membres supérieurs, même pour de légers efforts, dépensent plus de force que chez les sujets non cambrés et par suite sont plus musclés.

du bras de levier formé par l'inclinaison de ce segment et qui a pour longueur la distance qui sépare le point comprimé de la verticale abaissé de l'extrémité supérieure du segment incliné.

Dans la station debout fixe, le bassin trop fléchi sur le fémur, dans la cambrure, tend à porter le centre de gravité en avant des talons ; mais l'oscillation des membres inférieurs en arrière, accompagnée de l'extension du genou, recule, comme nous l'avons dit, le centre de gravité sur les talons. Cette inclinaison du bassin s'opposant à la tension du ligament de Bertin (1) et de la partie antérieure de la capsule, gêne et modifie le hancher et le rend très rapidement fatigant. Dans les autres attitudes que le hancher, le bassin chez les cambrés est plus mobile, se meut presque d'une pièce avec le tronc, et les mouvements de l'articulation coxo-fémorale suppléent en partie aux mouvements antéro-postérieurs et latéraux des lombes gênés par l'ensellure ; c'est ce manque de fixité relative du bassin, et sa plus grande mobilité pour suppléer à l'insuffisance des mouvements de la colonne lombaire qui nous expliquent le peu de fixité des membres inférieurs et des pieds ; ceux-ci, obligés, d'ailleurs, de suppléer eux-

____

(1) « Dans l'extension complète de la cuisse, tous les autres mouvements, sauf la flexion, sont impossibles, ce qui assure la stabilité du tronc dans la station.... L'adduction ou l'abduction, comme la rotation, soit en dedans, soit en dehors, sont limitées par la tension du ligament de Bertin ; il en résulte que ces quatre mouvements sont incompatibles avec l'extension forcée et ne peuvent se faire qu'avec la flexion qui relâche le ligament antérieur. » (Beaunis et Bouchard. *Traité d'Anatomie*).

mêmes aux mouvements de la colonne lombaire, il en résulte chez les cambrés une mobilité plus grande, la gêne du maintien et, pendant la marche, un dodelinement exagéré (1).

Ces courtes considérations pourront être de quelque utilité non seulement aux médecins, mais aussi aux peintres et aux sculpteurs.

Suspensions par les mains ou suspensions actives. — Les suspensions au trapèze, barres fixes ou anneaux donnent un résultat presque insignifiant dans le traitement des déviations : 1° à cause de la cambrure qui se produit pendant les suspensions; 2° parce que l'extension n'a pas lieu à la colonne cervicale, ni à la partie supérieure de la colonne dorsale; 3° parce que les mains remplaçant les pieds pour la fixité, contrairement au fonctionnement habituel, les points fixes sont renversés.

Les suspensions par la tête ou suspensions passives sont bien plus utiles.

(1) « Dans la station assise chez les cambrés, il y a une grande mobilité d'attitude qui provient de la fatigue des muscles de la région postérieure du cou, de la masse sacro-lombaire, et de la grande mobilité du bassin qui s'est habitué à suppléer à la gêne et à l'insuffisance des mouvements de la colonne lombaire......... Chez les personnes cambrées, pendant la marche, la jambe décrit un arc d'oscillation plus grand ; mais, d'un autre côté, l'oscillation antéro-postérieure de la cuisse est moins considérable que normalement : en d'autres termes, il se passe plus de mouvements dans l'articulation du genou et moins dans l'articulation coxo-fémorale. » (Contribution à la cambrure 1880, thèse de Paris, J.-B. Reynier.)

CHAPITRE XXIII

—

Nous avons tiré de l'adduction et de la fixité des cuisses les mouvements suivants qui jouissent d'une certaine efficacité :

A. Influence de l'adduction, Mouvement :

Position. — Debout, les talons rapprochés, la pointe des pieds moyennement en dehors, faire un effort violent d'adduction des cuisses.

Mouvement. — Pendant la marche, continuer de rapprocher fortement les cuisses l'une de l'autre, la pointe des pieds toujours dirigée en dehors. (Vulgairement *battre le briquet* avec les genoux).

Mode d'action. — Ce mouvement a pour effet de ramener la cuisse et la jambe à leur direction normale, c'est-à-dire de faire disparaître l'espace losangique dessiné entre les membres inférieurs dans la plupart des scolioses, dans la cambrure et dans la cyphose dorsale avec ensellure lombaire. Pendant ce mouvement, on est plus d'aplomb sur les jambes, parce que les courbures antéro-postérieures du rachis obligées de s'accommoder à cette nouvelle attitude des membres inférieurs s'atténuent ; les lombes et la tête se redressent et l'extension volontaire du tronc acquiert alors une grande énergie. Les bras qui dessinent aussi entre eux une sorte de losange, dont les deux moitiés sont séparées par le tronc, s'appliquent pendant ce mouvement plus facilement près du corps les coudes tournés directement en arrière, et les omoplates, diminuant leur inclinaison de haut en bas et d'avant en arrière comparable à celle de la face postérieure du bassin, se redressent.

Les adducteurs des cuisses jouent un rôle important dans la tenue ; leur contraction (la pointe des pieds tournés en dehors, les genoux en extension) provoque une contraction synergique des muscles extenseurs du bassin, muscles de la région postérieure de la cuisse, fessiers et muscles de l'abdomen. Par cette extension du bassin, la cambrure lombaire est vigoureusement effacée et, comme nous venons de le dire, le reste du rachis, par compensation, se redresse. La contraction des extenseurs du bassin contribue à fixer et à mettre celui-ci dans la position la plus favorable à la contraction des adducteurs ; car son inclinaison dans l'ensellure lombaire rapproche le pubis et la branche ischio-pubienne, points d'insertion fixe, de leur insertion mobile au fémur ; le pubis, en s'abaissant, se porte, en même temps, en arrière et la direction des adducteurs devient à peu près transversale au lieu d'être oblique d'avant en arrière ; dans l'attitude normale, le bassin est moins incliné et, par suite, le pubis plus en avant ; il en résulte que normalement les adducteurs sont dirigés obliquement de haut en bas et d'avant en arrière. Quelles sont les conséquences de ce changement de direction ? Nous avons, d'abord, la fixité plus grande du bassin à l'état d'extension (attitude normale) qu'à l'état de flexion (attitude qui accompagne la cambrure). Or, je vous ai démontré que la fixité joue un rôle très important pour la fermeté et la précision de la plupart des attitudes. Nous avons ensuite une plus grande facilité de la flexion de la cuisse qui tient à ce que les muscles adducteurs, étant dirigés obliquement d'avant en arrière, ont pour effet, au commencement de leur contraction, de porter la cuisse en avant, tandis que, lorsqu'ils sont dirigés presque verticalement comme dans la cambrure, leur contraction ne peut plus tirer la cuisse en avant, elle ne peut la tirer que directement en dedans, c'est ce qui explique, dans ce dernier cas, une certaine diminution de la précision des mouvements de la jambe; fait important sur lequel nous aurons l'occasion de revenir. Un troisième fait également important consiste dans la direction des muscles droits antérieurs de l'abdomen.

B. La cambrure lombaire nuit à la flexion du tronc et à l'adduction des cuisses et modifie le maintien :

Les droits antérieurs étant dirigés obliquement d'avant en arrière et de haut en bas et le tronc surplombant déjà en avant par rapport au bassin, leur contraction devient à peu près inutile ou bien elle produit immédiatement une flexion exagérée du tronc qui est tiré en bas et en arrière, tandis que, dans l'état normal, ces muscles étant dirigés d'arrière en avant et de haut en bas, il en résulte que le commencement de leur contraction a pour effet de produire d'abord une légère oscillation du tronc en avant de quelques degrés (1) sans flexion sensiblement apparente ni disgracieuse. Il y a ainsi plus d'aisance et de précision pour le léger mouvement postéro-antérieur qu'on accomplit avec le buste en saluant; tandis que dans la cambrure où le bassin est moins fixé et où les muscles abdominaux n'ont plus la même direction, cette oscillation postéro-antérieure du tronc se passe non plus dans la colonne lombaire comme précédemment, mais bien dans les articulations co-xo-fémorales ; il en résulte dans ce cas qu'étant produite par toute la tige sacro-céphalo-rachidienne, cette oscillation est plus considérable qu'à l'ordinaire où elle a lieu aux articulations de la colonne lombaire. En effet, les cambrés exécutent de grands saluts qui ont l'air familiers et abandonnés, mais qui n'ont généralement pas la retenue des saluts faits par des personne non cambrées.

Or, comme nous jugeons les gens sur l'apparence, il en résulte que les gens très droits, à égale éducation et à égal caractère, nous paraissent généralement plus retenus et plus maîtres d'eux-mêmes, tout simplement à cause de la diminution des courbures du rachis.

Dans l'attitude assise, il est très utile aussi de rapprocher fortement les cuisses pour diminuer l'inclinaison du bassin.

Quand le bassin est très incliné comme dans la

______

(1) Pour l'amener de la direction un peu oblique de haut en bas et d'arrière en avant à la direction verticale.

cambrure, cette inclinaison rapproche les deux extrémités des muscles adducteurs de la cuisse et porte le pubis non seulement de haut en bas, mais encore d'avant en arrière vers les fémurs ; et la distance qui sépare le pubis du plan transversal-vertical, qui passe par les cavités cotyloïdes, est considérablement diminuée, et par suite, cette distance, qui représente le bras de levier sur lequel agissent les adducteurs, considérablement raccourcie. Par ces détails anatomiques, il est facile de comprendre que l'action des adducteurs est non seulement modifiée comme leur direction, mais encore affaiblie par le raccourcissement du bras de levier par lequel ils agissent sur le bassin ; et c'est pourquoi, pour augmenter la puissance des adducteurs et les mettre dans les conditions les plus favorables au rapprochement violent des cuisses, le bassin, par ses muscles extenseurs, se redresse préalablement ; ainsi s'expliquent les contractions complexes provoquées par un simple rapprochement des cuisses ; le changement de direction des adducteurs dans la cambrure nous explique aussi la diminution de la rotation des jambes en dehors et par suite la moindre abduction de la pointe du pied qui est dirigée à peu près directment d'arrière en avant. Il serait intéressant de mesurer comparativement dans la race blanche et la race nègre, pour chaque muscle, qui va du bassin au fémur, la distance qui sépare son point d'insertion au bassin de son point d'insertion au fémur, ou mieux la longueur du bras de levier représenté par la distance qui sépare la verticale abaissée du point d'insertion (bassin) de la verticale passant par le point d'insertion (fémur). A cause des plus grandes dimensions du bassin, ce bras de levier est plus considérable chez les blancs, et l'on pourrait peut-être expliquer ainsi certaines particularités d'allure et d'attitude propres aux nègres (1).

Fixité des cuisses. — Mouvement orthopédique. — Voici un mouvement orthopédique excellent, basé sur la fixité des cuisses ; celle-ci contribue à la fixité du bassin, c'est-à-dire de la base de sustentation du tronc, fixité dont tout le jeu du buste et des bras bénéficie. L'enfant étant assis dans un fauteuil, combler, par exemple, avec des livres placés sur leur tranche, l'espace qui existe entre les cuisses et le bassin d'une part, et les bras du fauteuil de l'autre, de manière à serrer fortement les cuisses l'une contre l'autre et les empêcher de bouger ; dans cette position, ordonner à l'enfant un violent effort d'abduction des cuisses, ce qui sollicite déjà la contraction des muscles spinaux et, en même temps, les épaules étant fortement en arrière et les coudes près du corps, lui faire porter lentement et avec vigueur le haut du buste en extension, c'est-à-dire en arrière et en haut (2).

Pour fixer les cuisses seules, une courroie ou une

---

(1) La grâce des mouvements chez la femme tient aux dimensions plus grandes de son bassin ; mais le corset diminue un peu cette grâce, tout en favorisant le dodelinement.

(2) Nous faisons, en outre, quelquefois mettre les bras en croix, c'est-à-dire en abduction, pour aider à porter les épaules en arrière.

bande élastique qui les entourent et les serrent fortement, suffit parfaitement pour atteindre ce but.

Mouvement orthopédique. — Convexité générale du corps en avant. — Debout, les talons rapprochés, la pointe des pieds moyennement en dehors, porter fortement le pubis en avant ; exécuter aussi cet effort en marchant.

Mode d'action. — Ce mouvement qui, au premier abord, ne paraît avoir aucun rapport avec le rapprochement des cuisses en marchant, agit, comme lui, en diminuant l'inclinaison du bassin et contribuant à sa fixité. En effet, le pubis ne peut se porter en avant que par deux moyens instinctifs qui sont mis tous les deux en jeu dans cette extension qui n'est autre qu'une rotation autour des têtes fémorales, et ainsi se trouve réalisé en partie le but désiré. Le second moyen consiste dans la flexion des jambes sur les pieds ; par cette oscillation des jambes en avant sur les mortaises tibio-tarsiennes, les genoux, les cuisses et le bassin sont portés en avant, par conséquent le pubis est encore porté en avant. Ce mouvement produit donc les effets suivants : extension du bassin, rapprochement des cuisses et redressement de la cambrure rachidienne. A la suite de ce mouvement, le corps décrit, de la tête aux pieds, comme dans l'attitude normale, une grande courbure à concavité postérieure (homme convexe); ou si l'on aime mieux, un angle dont un des côtés est représenté par les membres inférieurs inclinés *de haut en bas et d'avant en arrière* (1). Tandis que, dans la cambrure, le corps décrit une grande courbure à concavité antérieure (homme concave), ou plutôt un angle dont un côté est représenté par les membres inférieurs dirigés, non plus comme précédemment, de haut en bas et d'avant en arrière, mais à peu près verticalement, et l'autre, constitué par le tronc qui, bien que se trouvant renversé aux lombes, n'en est pas moins dans son ensemble dirigé *de haut en bas et d'avant en arrière.*

(1) Et, dont l'autre côté est représenté par le tronc dirigé en sens inverse c'est-à-dire de *haut en bas et d'arrière en avant.*

CHAPITRE XXIV

—

DE LA STATION ASSISE ET DU HANCHER DANS LE TRAITEMENT DE LA SCOLIOSE COMMUNE

Le bassin, base de sustentation du rachis, se redressant par les plans inclinés, la courbure lombaire latérale ou antéro-postérieure se redresse également par accommodation et, comme toutes les courbures sont solidaires au point de vue de l'équilibre et de l'adaptation, il en résulte que la modification orthopédique, imprimée à la direction du bassin, se communique de courbure en courbure jusqu'à la tête.

Bouvier a conseillé de porter fortement à droite la hanche droite (ce qui force de prendre la station assise droite). Après avoir remarqué que le scoliotique (1) s'asseyait généralement sur la fesse gauche, j'ai décrit en 1877 (2) un appareil élastique qui, poussant constamment à gauche la hanche droite du sujet, provoque une réaction musculaire par laquelle cette hanche est abaissée et portée à droite en station fessière droite.

En 1878, le Dr Dally (3), dans un mémoire lu à

(1) Je rappelle qu'il s'agit toujours de la scoliose ordinaire à convexité dorsale tournée à droite, etc.

(2) Mémoire sur les déviations du rachis, 1878 (Annales de la Société médico-chirurgicale de Liège). Concours de 1877.

(3) Mémoires de l'Académie de Médecine, 3 septembre 1878.

l'Académie de médecine, écrit que « la station assise sur une seule fesse ou mono-ischiatique produit exactement les mêmes conséquences que le hancher du côté opposé. Le hancher droit produit les mêmes effets mécaniques que la station assise gauche. »

Quel est l'effet de la station assise droite ?

J'ai constaté, contrairement à l'assertion du docteur Dally, que le hancher droit ne produit pas les mêmes effets mécaniques que la station assise gauche ; en effet, dans le hancher droit, en vertu des lois de la pesanteur, afin que le centre de gravité passe par le pied droit, le tronc s'incline un peu à droite. Les mêmes faits ont lieu dans la station assise droite. Afin que le centre de gravité passe par le point d'appui, le tronc, comme précédemment, se porte et penche à droite du côté du point d'appui, ischion droit, ce qui tend à augmenter la concavité scoliotique lombaire et le déjettement du tronc à droite ; et réciproquement, par le hancher gauche et la station assise gauche, le tronc s'incline à gauche tendant à redresser la courbure lombaire comme le fait le plan incliné de Duchenne (de Boulogne).

Quelles sont les conditions nécessaires pour que la station assise droite modifie la direction du rachis de la même manière que le hancher gauche ?

Ce sont là des conditions qui n'ont pas, que je sache, été spécifiées dans aucun ouvrage. Il faut, comme cela se passe avec mon appareil, que, du côté droit, le bassin bascule fortement de haut en bas et que le tronc, pour provoquer cette poussée, s'incline à gauche, le pied gauche remplaçant, pour l'équilibre, l'ischion gauche.

De toute façon, avec ou sans appareil, si l'on veut que la station assise droite redresse la courbure lombaire, il faut absolument que le tronc se porte à gauche, la cuisse gauche appuyant sur le bord du siège, ou même le pied gauche remplaçant l'ischion de ce côté.

La base de sustentation devient ainsi transversalement oblique, de l'ischion droit au fémur gauche ou au pied gauche.

Le coude gauche appuyé sur la table peut encore remplacer l'ischion gauche, en créant une base de sustentation transversalement oblique de l'ischion droit au coude gauche. De plus, au début, pour bien faire comprendre la station assise droite, il faut conseiller de s'asseoir en plein sur la partie droite de la fesse droite, la hanche droite venant toucher le siège, pour empêcher que le tronc, par son inclinaison à gauche, n'augmente la flexion dans ce sens.

On peut mettre sur la table un ou deux gros dictionnaires pour donner appui au coude gauche. Mais, au bout de quelques jours, le sujet ayant pris l'habitude d'incliner le tronc à gauche, il devient inutile de s'asseoir autant sur la partie externe de la fesse droite.

En résumé, par le plan incliné de Jules Guérin, Duchenne (de Boulogne) et Barwel, nous avons le redressement de la convexité scoliotique lombaire et le renversement de l'obliquité latérale du bassin *avec station assise gauche ;* tandis qu'avec le mouvement de Bouvier (1) et mon appareil avec pression élastique sur la fesse droite, l'on produit *la station assise droite* avec déjettement du buste à gauche, grâce au point d'appui fourni par le pied gauche, le fémur et le coude gauches.

Instinctivement, un sujet, auquel il est ordonné de s'asseoir sur la fesse droite, tend à incliner le buste à droite comme dans le hancher droit. Il faut donc bien spécifier qu'*il est nécessaire, pendant la station fessière droite, de porter fortement, ainsi que nous l'avons déjà répété plusieurs fois, le tronc tout d'une pièce, en avant et à gauche.* Sans cette précaution, la courbure lombaire, en augmentant, déjette le tronc à droite et la tête est ramenée dans l'axe vertical par l'inclinaison de la colonne dorsale à gauche, c'est-à-dire par l'augmentation de la courbure dorsale.

Dans la station debout sur les deux pieds rapprochés, le corps a deux manières de faire passer le poids du corps par les pieds, base de sustentation :

1° L'attitude cambrée par laquelle tout le corps décrit un arc antéro-postérieur dont la corde est en avant, ou plutôt un angle ouvert en avant, dont un côté est formé par le tronc et l'autre par les membres inférieurs, le sommet situé en arrière étant représenté par les fesses (homme concave) ; dans cette attitude, le centre de gravité tend à passer en avant des talons sur la partie antérieure de la base de sustentation ;

(1) Projection des hanches à droite.

2° L'attitude ordinaire ou droite dans laquelle le corps décrit un arc antéro-postérieur dont la corde est en arrière, ou plutôt un angle ouvert en arrière, dont les deux côtés sont constitués comme précédemment, par le tronc d'une part, les membres inférieurs de l'autre, et dont le sommet est représenté par le pubis (homme convexe).

Dans la station debout, sur un pied (le pied droit, par exemple), le corps peut se hancher de deux manières :

1° Le hancher dans l'attitude cambrée, dans laquelle tout le corps décrit un arc transversal dont la corde est à gauche, ou plutôt un angle ouvert à gauche, dont un côté est formé par le membre inférieur droit et l'autre par le tronc, le sommet étant représenté par l'articulation coxo-fémorale ;

2° Le hancher dans l'attitude ordinaire ou droite, où le corps décrit un arc transversal dont la corde est à droite ou un angle ouvert à droite.

Dans la station assise, il y a aussi deux manières de faire passer le poids du corps par la base de la sustentation comprise entre les pieds et les ischions :

1° L'attitude cambrée, ou le poids du tronc, se porte sur la partie antérieure de cette base, en avant des ischions ;

2° L'attitude ordinaire, dans laquelle le poids du tronc passe essentiellement par les ischions qui représentent, comme les talons dans l'attitude debout, la partie la plus reculée de la base de la sustentation ; l'angle que forment en avant le tronc et le bassin est plus petit dans la cambrure.

Dans la station assise sur un seul côté (pied droit et ischion droit, par exemple), le tronc penche à droite et crée une courbure lombaire dont la corde est à droite ; mais, par certains artifices dans la station fessière droite, on peut faire pencher le tronc à gauche :

1° En s'asseyant en plein sur la fesse droite, c'est-à-dire presque sur le grand trochanter ;

2° En inclinant fortement à gauche la jambe droite, et en arcboutant le pied droit par son bord externe contre le sol, ce qui permet d'incliner le buste à gauche ; ou, encore, en appuyant le bord externe du pied droit contre le pied droit et antérieur de la chaise.

Remarquez que, par le système des points d'appui fixes, pieds de la table ou de la chaise, ou arrêt quelconque fixé sur le parquet, le buste peut décrire, comme je l'ai précédemment démontré, une oscillation plus considérable en sens inverse de la résistance que fournit ce point d'appui soit au talon, soit à la pointe des pieds.

CHAPITRE XXV

—

Le sujet assis ou couché, de préférence couché, le massage est pratiqué au niveau des gouttières vertébrales du côté des convexités. Je fais simplement pratiquer, par l'intermédiaire des parties de la peau où les doigts appuient, des pressions avec glissement sur les muscles spinaux; je fais aussi masser l'épaule droite et la fesse droite.

Mode d'action. — Non-seulement le massage, ainsi pratiqué, favorise, comme vous le savez, la nutrition des muscles spinaux des convexités, se rapprochant ainsi des modificateurs généraux de l'organisme, mais je lui attribue encore une double action :

1° En facilitant l'élimination des produits de combustion, il défatigue immédiatement les muscles spinaux ;

2° Par les pressions vives et un peu brutales qui surprennent les muscles, il provoque immédiatement la réaction, c'est-à-dire la contraction des spinaux et devient ainsi un agent précieux de localisation du travail musculaire par lequel les courbures scoliotiques sont diminuées. La pression rapide et un peu brutale pratiquée sur chaque point de la convexité des gouttières, consiste en une série de petits va-et-vient des doigts sur chaque point des muscles dans une étendue de deux centimètres environ, la peau du sujet ne faisant qu'un avec la pulpe des doigts de la personne qui pratique les manipulations thérapeutiques ; par le massage sur l'épaule droite, l'on provoque la réaction synergique des spinaux droits de la courbure dorsale et des muscles qui portent l'épaule droite en arrière ; — le massage sur la fesse droite fait se contracter les fessiers de ce côté et diminue l'inclinaison transversale du bassin.

Ce massage, extrêmement simple et facile, peut parfaitement être pratiqué par une personne de la famille de l'enfant ; un quart d'heure de massage par jour suffit.

CHAPITRE XXVI

—

TRAITEMENT DE LA SCOLIOSE.— QUELQUES EXEMPLES
DE PRESCRIPTION.

(Pour la scoliose ordinaire, c'est-à-dire à convexité dorsale tournée à droite, à convexité lombaire et convexité cervico-dorsale
tournées à gauche). (1)

Tous les matins, faire pendant une heure les attitudes et mouvements orthopédiques suivants (10 minutes chaque) :

1° Projection des bras à droite et en arrière avec
ou sans livres ;

2° Se hancher du pied gauche sur un livre, de 2 à
4 centimètres d'épaisseur, en portant en arrière le
bras droit verticalement tendu et tenant à la main
un livre d'un certain poids ;

3° Fixer une ligne verticale (arête d'un meuble,
ruban fixé au mur), en marchant, avec impulsion
latérale de la main gauche, à gauche et en avant.
Pendant 2 ou 3 minutes, fixer en marchant la ligne
oblique, formée sur le plancher par un ruban obliquement tendu de droite à gauche d'un bout à l'autre de la chambre ;

4° Repos au fauteuil garni d'un tube de caoutchouc transversalement tendu ;

5° Marcher en exécutant l'exercice de la canne ou

---

(1) Les détails et le mode d'action de ces mouvements sont
dans les chapitres suivants.

du parapluie (garçons), parapluie ou ombrelle (demoiselles), épaule droite portée fortement en arrière;

6° Double extension latérale oblique par le poids de la tête et des membres inférieurs, (le buste en travers du siège d'une chaise couvert d'un oreiller).

ATTITUDES ET MOUVEMENTS ORDINAIRES TRANSFORMÉS EN ATTITUDES ET MOUVEMENTS ORTHOPÉDIQUES.

1° Debout

1° STATIONNAIRE, 2° EN MARCHE

Stationnaire. — 1° Se hancher sur le pied gauche;

2° Autant que possible se tenir à droite de la personne à qui l'on parle (les dos dirigés du même côté).

En marche. — 1° Porter les objets avec la main droite (panier, arrosoir, livres d'écolier dans une courroie, etc.), ou sur l'avant-bras droit fléchi, épaule et coude fortement portés en arrière (panier, objet à anse en général) ou sur l'épaule droite, (fusil, etc.), ou entre le bras droit et le côté droit du buste (livres, serviettes, etc.);

2° Coudes serrés près du corps, épaules effacées, se tenir très fièrement ou faire un léger effort pour toucher du sommet de la tête un plan supposé un peu au-dessus;

3° Frôler les genoux (*battre le briquet avec les genoux*) pointes des pieds en dehors;

4° Imiter l'allure de l'obèse, c'est-à-dire renverser

le tronc en arrière, tenir la tête très droite et poser les pieds à plat en marchant ;

5° Faire bien passer le centre de gravité, c'est-à-dire le poids du corps par les talons (1) ;

6° A chaque pas, pousser fortement de haut en bas avec les talons contre le sol ;

7° De temps en temps fixer des lignes verticales prises un peu partout et légèrement à gauche ;

8° Sur les routes et les trottoirs, marcher du côté où le pied gauche est plus élevé que le droit ;

9° De temps à autre, exercice avec parapluie ou ombrelle, raidir l'épaule droite, tourner la tête à gauche ;

10° Pendant les promenades, tube de caoutchouc descendant du cou et fixé à la ceinture.

2° Assis

1° Se hancher sur la fesse droite (buste porté sans flexion latérale un peu à gauche et en avant) ;

2° Prendre l'encre avec la main gauche, l'encrier étant situé en avant et à gauche, le plus loin possible du buste ;

3° Ecriture inclinée de droite à gauche en sens inverse de l'anglaise (papier fortement à gauche du tronc) ;

4° Lecture ; livre incliné de droite à gauche, bras gauche appuyé sur une boîte à cigares ou autre (livre à gauche) ;

(1) Ce mouvement aboutit à faire incliner le tronc en arrière et à se tenir droit.

5° Attitude au piano — pupitre surajouté placé à gauche, et obliquement de droite à gauche et d'avant en arrière ;

6° Tapisserie, couture, etc. — Exécuter avec le bras droit et l'épaule droite un mouvement d'avant en arrière, de façon à faire contracter les muscles qui rapprochent l'épaule droite et les muscles spinaux de la convexité dorsale ;

7° Attitude en voiture et en chemin de fer. — Passer de temps en temps l'avant-bras droit fléchi dans la courroie ; suspendu à cet appui, porter fortement le buste à gauche ;

8° Quand on est fatigué, lire, écrire, coudre, etc., sur le fauteuil muni d'un tube de caoutchouc transversalement tendu ;

9° S'asseoir à droite de la personne à qui l'on parle.

3° Couché

Plan incliné :

1° Couché sur le dos. — 2° Couché sur le ventre.

1° COUCHÉ SUR LE DOS

1° Plan incliné avec rebord de 4 à 8 centimètres pour les talons. De temps en temps (bras droit près du corps, avant-bras fléchi, main gauche sur l'épaule droite) incliner d'une pièce le buste à gauche et pousser avec le talon droit contre l'obstacle ou rebord ;

2° De temps en temps, projeter les deux bras à droite comme dans la station debout ;

3° Effort violent du talon droit contre le rebord du plan incliné ;

2° COUCHÉ SUR LE VENTRE

1° Couché de 3/4 sur le ventre appuyé sur l'avant-bras gauche et sur la main droite, le coude droit près du corps ;

La plus grande partie du temps au repos ;

2° La reptation avec ou sans poids aux membres inférieurs.

4° Lit

Matelas ordinaire avec planche en dessous, traversin petit et assez ferme.

Dans le décubitus latéral droit, oreiller et traversin.

Dans le décubitus latéral gauche, traversin seulement.

Se coucher de 3/4 sur le côté gauche, le bras gauche allongé, ainsi que les membres inférieurs. Porter le bras droit en arrière, la main droite sur le côté droit du thorax, l'avant-bras fléchi et le bras surplombant en arrière, et tirant dans ce sens l'épaule droite.

—————

Chaque semaine, faire une séance d'une heure avec les mouvements et appareils suivants (10 minutes chaque) :

1° Tube de caoutchouc appliqué en huit de chiffre aux épaules ;

2° Bande élastique rapprochant les coudes et les bras en arrière ;

3° Exercice de la canne horizontale ;

4° Mouvement de pression sur le bassin avec réaction du malade appuyé des mains sur le bord d'une table ;

5ª Appliquer un livre de petit format, mais très épais, entre la partie postérieure du côté droit du bassin et le tube de caoutchouc transversalement tendu entre les bras d'un fauteuil ;

6° Exercice du tabouret-piano ;

7° Tenant les épaules fortement portées en arrière, la tête très droite et la poitrine dilatée, se cambrer, exécuter quelques mouvements latéraux du bassin, se décambrer ensuite, tout en conservant la tête, les épaules et la poitrine dans la même position ; une pression vigoureuse exercée par un aide sur la partie postérieure du bassin augmente considérablement l'efficacité de ces mouvements latéraux du bassin, qui sont pratiqués dans la station debout fixe.

CHAPITRE XXVII

—

INFLUENCE DE LA DIRECTION DES LIGNES REGARDÉES.
MODIFICATION DU TRAITEMENT DE KJŒSTADT

Kjœstadt, médecin suédois, a eu l'ingénieuse idée, pour redresser la colonne, de faire regarder une ligne verticale, coupée à hauteur des épaules, par une ligne horizontale. Les malades fixent la ligne verticale en marchant lentement et exécutant, avec les membres supérieurs en croix, des mouvements à peu près horizontaux. Pendant cet exercice, les courbures verticales s'atténuent.

Il faut remarquer, et Berlin l'a démontré à propos de l'écriture, que la tête se place instinctivement de façon que « la ligne du regard — (ligne basale des Allemands) — qui réunit le centre de rotation des deux yeux, soit perpendiculaire aux lignes verticales ou obliques que l'on regarde. »

Pour détordre et redresser dans la scoliose commune la courbure cervico-dorsale, et par compensation les autres courbures, je ne saurais trop recommander l'écriture inclinée en sens inverse de l'anglaise ; j'y attache une importance extrême.

Modification de ce mouvement. — Ayant cherché s'il n'y aurait pas mieux que de faire exécuter symétriquement les mouvements aux membres supérieurs, j'ai apporté la modification suivante :

Position. — Fixant de haut en bas un ruban vertical épinglé au mur, le sujet porte le bras droit en arrière et légèrement au-dessous de l'horizontale et le bras gauche (1) un peu en avant et au-dessus de l'horizontale et incline le tronc légèrement en avant et à gauche.

Mouvement. — J'ordonne au sujet de pousser fortement, avec l'extrémité de la main gauche étendue, contre un obstacle imaginaire, pendant qu'il contracte l'épaule droite en faisant décrire au bras un mouvement en arrière. C'est en marchant que je lui fais exécuter ces mouvements des bras dont le mode d'action est très précis.

Mode d'action. — Par le mouvement du bras droit en arrière et la contraction de l'épaule droite, il se produit un durcissement des muscles spinaux de la convexité dorsale qui la redresse, et une rotation du thorax par laquelle l'épaule gauche se portant en avant et la droite en arrière (la tête restant de face) les vertèbres supérieures de la courbure scoliotique lombaire et les vertèbres inférieures de la courbure cervico-dorsale sont entraînées à droite; la flexion de torsion de ces deux courbures est ainsi diminuée; par l'impulsion vigoureuse de la main gauche en avant, à gauche et un peu en haut, se redresse d'une manière frappante la courbure lombaire.

(1) L'avant-bras gauche en pronation.

Il se produit ainsi un déjettement à gauche opposé au déjettement pathologique de tout le buste à droite; c'est, d'ailleurs, là le but que réalisent très imparfaitement, sans qu'on se soit rendu compte de ce mécanisme, la plupart des corsets modernes qui redressent fort peu la convexité dorsale, mais qui effacent principalement le déjettement lombaire, déjettement facile à constater en faisant tomber un fil à plomb de chacun des acromions; le fil à plomb droit tombe plus loin de la hanche que le fil à plomb gauche; c'est l'inverse pendant le mouvement.

Ce mouvement, ainsi pratiqué, a une action très puissante contre la scoliose et c'est, certainement, un des plus importants.

Note. — Je conseille au malade de fixer, dans ses promenades, des lignes verticales quelconques à une distance indéterminée et situées légèrement à sa gauche; fixer, par exemple, au loin un des bords d'une persienne, d'une fenêtre, l'angle d'une maison, etc....., ou chez soi l'angle d'un meuble, etc.; on comprend que l'on trouve des lignes verticales partout.

Mouvement dérivé du même principe. — Sur le parquet, je fais étendre à peu près en diagonale un ruban fixé à ses deux extrémités par des épingles. Le malade part d'une des deux extrémités de cette diagonale et marche devant lui en ayant soin de suivre du regard le ruban situé à sa gauche, le buste étant légèrement tourné à droite et en arrière. Il se produit ainsi une détorsion de la courbure supérieure, ou cervico-dorsale, la tête se plaçant toujours instinctivement de façon que la ligne bi-oculaire soit perpendiculaire à la direction de cette diagonale. Ce mouvement est tout à fait secondaire.

J'ai essayé de faire fixer aux malades une ligne (ruban fixé au mur) légèrement oblique de haut en bas et de gauche à droite ; mais j'ai constaté que cela était loin de valoir la fixation de la ligne verticale. Je fais placer le malade légèrement à droite du ruban vertical fixé.

Il faut se méfier chez quelques malades, faibles ou dont les ligaments vertébraux ont une grande laxité, de la tendance qu'ils ont à se cambrer pendant ce mouvement. Pour cela, leur conseiller de rentrer le ventre.

CHAPITRE XXVIII

—

TRAITEMENT DE LA CYPHOSE ET DE LA CAMBRURE PAR LES TRACTIONS AVEC LE CAOUTCHOUC

Dans ce chapitre sont brièvement exposés la plupart des moyens que j'ai imaginés pour redresser les déviations antéro-postérieures par les tractions avec le caoutchouc.

On peut exécuter avec le même tube (1) de caoutchouc fixé au bouton d'une porte ou à l'espagnolette d'une fenêtre un nombre considérable de mouvements que je vais rapidement décrire.

Traitement de la cyphose dorsale avec ensellure lombaire. Tractions antéro-postérieures.

1° Debout, porter sur le front l'anse du tube de caoutchouc fixé par ses deux extrémités.

Mode d'action. — La tête est tirée fortement en arrière et, lorsqu'elle a atteint son maximum d'extension, la traction se transmet à la partie supérieure de la courbure dorsale, qui est ainsi diminuée ; de plus, pour rétablir l'équilibre, la colonne lombaire s'inclinant en avant et redressant sa courbure, porte en avant l'ensemble du tronc ; mais à cause de la

(1) On fait, par un simple nœud, pour faciliter sa traction, une anse ou poignée à chaque extrémité du tube qui doit être de fort calibre et d'une longueur de 4 à 5 mètres.

12

pression et du glissement du caoutchouc qu'il faut maintenir avec une main sur le front, qui devient presque horizontal, le mouvement n'est pas pratique; aussi l'avons-nous remplacé par l'appareil suivant :

Une bande élastique fixée à la partie postérieure de la coiffure est tendue jusqu'à ce que la tête ait acquis son maximum d'extension, et l'on noue son extrémité inférieure à la boucle du pantalon; le mécanisme est exactement le même que celui que nous venons de décrire. Avec un chapeau dur, l'on peut exécuter le mouvement en plaçant, entre la tête et le chapeau, au moment où l'on se coiffe, l'extrémité de la bande ou du tube, munie d'un petit nœud pour la retenir; l'extrémité inférieure, retenue également par un simple nœud, est glissée entre le pantalon et sa boucle. Cet appareil très simple a une influence considérable contre la cyphose cervico-dorsale. Dans la station assise, il permet sans inconvénient une inclinaison plus considérable du tronc en avant.

2° Dans la station debout, le dos tourné à la porte, placer l'anse du tube de caoutchouc sur la partie antérieure de la poitrine, les deux côtés du tube passant sous les aisselles ; le caoutchouc a pour action de porter en arrière, par l'intermédiaire des côtes supérieures, l'extrémité supérieure de la cour-bure dorsale voûtée en cyphose, la courbure lombaire se redressant par compensation et inclinant le tronc tout d'une pièce en avant pour rétablir l'équi-libre, d'où redressement simultané de la cyphose et de la cambrure. Il faut, dans ce mouvement et dans ceux que nous allons décrire, que le caoutchouc soit au maximum de tension que le malade peut lui donner, de manière à servir à ce moment, en même temps, de point d'appui fixe.

Le même mouvement est excellent dans l'attitude assise ; un tube de caoutchouc fixé au mur au niveau du dos, le siège près du mur, prendre l'anse et se la passer devant la poitrine permet sans inconvénient une inclinaison plus considérable du tronc en avant ; si le siège est fixé sur une planche sur laquelle reposent les pieds, le propre poids du corps permet alors de fixer le caoutchouc au dossier sans l'inconvénient de faire basculer le siège en avant. Quand les bébés commencent à marcher, les mères les soutiennent avec une bande ou un foulard dont l'anse passe devant la poitrine et sous les bras et dont elles tiennent les deux extrémités.

3° Faire glisser le tube de caoutchouc et le placer au niveau des épines iliaques ; il tire en arrière le bassin dont il diminue l'inclinaison et donne aux membres inférieurs une direction inclinée de haut en bas et d'avant en arrière favorable à l'attitude très droite, l'ensemble du corps décrivant une convexité tournée en avant, très gracieuse.

4° Toujours dans la même attitude, descendre l'anse du tube sur la partie antérieure des cuisses, ensuite sur les jambes ; ces deux dernières applications du caoutchouc favorisent, comme la précédente, l'attitude très droite, et donnent aux membres inférieurs une inclinaison de haut en bas et d'avant en arrière, le corps affectant encore une convexité générale tournée en avant.

Toutes les tractions qui précèdent, faites sur la partie antérieure du corps (front, poitrine, cuisses ou jambes), concourent au redressement des courbures antéro-postérieures.

5° Bras verticalement dirigés en haut, le dos toujours tourné à la porte, traction avec les mains sur les poignées du caoutchouc (1). Les muscles spinaux au niveau de la colonne dorsale se contractent vigoureusement ; par l'intermédiaire des bras et des premières côtes, l'extrémité supérieure de la cyphose dorsale est vigoureusement tirée en arrière et par suite la voussure considérablement diminuée ; la courbure lombaire (pour faire équilibre à cette violente traction) se portant en avant et redressant la cambrure, les deux courbures se trouvent ainsi redressées à la fois.

6° Pour l'excellent mouvement de l'attelage préconisé par M. de Saint-Germain, j'ai remplacé les cordes et les poulies de renvoi par de vigoureuses tractions avec le caoutchouc, une poignée à chaque main ; le mode d'action est le même que celui du mouvement précédent. Dans l'attitude assise, un tube de caoutchouc fixé par sa partie moyenne au dossier de la chaise (2) et par ses deux extrémités,

(1) Le milieu de l'anse appliqué sur le bouton de la porte et servant de point fixe.

(2) La chaise est fixée sur une planche qui sert d'appui aux pieds.

dont chacune présente une anse qui embrasse l'épaule correspondante, tirant les épaules en arrière et par elles sur la partie supérieure de la voussure dorsale, constitue un bon mouvement orthopédique.

7° Dans l'attitude debout, les deux mains derrière le dos, bras tendus, tirer sur les poignées, même action.

8° L'appareil à pression postérieure élastique, qui, dans l'attitude assise, crée pour les fesses une sorte de dossier mobile suivant le bassin, et que j'ai eu l'honneur de voir très favorablement apprécié par mes maîtres, M. le D' de Saint-Germain (leçons d'orthopédie, p. 348), M. le D' Dally (Journal de thérapeutique, 1883, p. 165) et M. le D' Bouland.

9° Un tube de caoutchouc passant en arrière sur le cou et par ses deux extrémités fixé en avant par un simple nœud à la partie médiane de la ceinture du pantalon, et exerçant dans le sens des muscles grands droits de l'abdomen une traction de un kilogr. environ, tel est l'appareil très simple que j'ai employé dans un certain nombre de cas et qui, dans l'ensellure avec cyphose dorsale, m'a donné d'excellents résultats.

CHAPITRE XXIX

—

Ce chapitre contient la description des différents
moyens que j'ai imaginés) pour redresser les courbures scoliotiques par les tractions avec le caoutchouc.

Tractions latérales. — 1° Le sujet, placé de profil,
prend, de la main droite, l'anse d'un fort tube de
caoutchouc fixé par ses deux extrémités au bouton
d'une porte dont il s'éloigne, jusqu'à ce que le
caoutchouc ait acquis une très grande tension; le
côté droit du sujet est tourné du côté de la porte et
le bras droit, en abduction, plus ou moins rapproché
de la ligne horizontale, se trouve sur le prolongement de la ligne formée par le caoutchouc.

Mode d'action. — Ce mouvement très efficace
agit de la manière suivante : D'abord, par la traction violente que le caoutchouc exerce de gauche à
droite sur le membre supérieur droit, la pression se
trouve, non-seulement annulée du côté concave des
vertèbres de la courbure dorsale, mais encore fortement portée du côté convexe. Cette traction agit sur

(1) C'est-à-dire à convexité dorsale tournée à droite, à convexité lombaire tournée à gauche.

la colonne dorsale à la manière des muscles de la convexité, comme dans les attitudes actives.

Par quel mécanisme le corps fait-il contre-poids à cette énorme traction du caoutchouc, puisque la partie supérieure du rachis (colonne dorsale) est entraînée à droite? C'est en grande partie par l'inclinaison de la colonne lombaire à gauche, qui, redressant sa convexité scoliotique, crée ainsi un déjettement de l'ensemble du tronc à gauche opposé au déjettement pathologique (qui a lieu du côté droit). Le poids du tronc se trouve ainsi transporté à gauche, par rapport aux dernières vertèbres sur lesquelles se fait l'équilibre ; il en résulte que, tout en se trouvant soumis, par rapport à la colonne lombaire, à l'inclinaison partielle à droite au niveau de la colonne dorsale, l'ensemble du rachis penche à gauche.

Il est très important, pour redresser en même temps la courbure cervico-dorsale, de tourner et d'incliner fortement la tête à gauche.

Il importe, dans tous les mouvements qui se pratiquent avec le caoutchouc, que sa tension soit suffisante pour vaincre immédiatement la résistance musculaire, soit de l'épaule, soit du membre supérieur, de telle sorte que le caoutchouc serve en même temps de point fixe.

Plusieurs attitudes sont basées sur le même principe : 1° En chemin de fer ou en voiture, passer le bras droit dans la boucle que forme la courroie d'appui et incliner le tronc à gauche ;

2° On peut exécuter un mouvement analogue, en

mettant le bras droit sur le dossier d'une chaise,
l'avant-bras pendant fournissant une résistance
suffisante pour maintenir le tronc incliné à gauche.
Cette attitude, loin d'aggraver la déviation, comme
le pensait Delpech, tend au contraire à la redresser.
3° Ordonner au sujet de se placer de profil, ou plutôt de trois quart, le côté droit tourné vers le bouton de la porte; il met l'anse du tube de caoutchouc sous l'aisselle gauche et pour tendre suffisamment le caoutchouc s'éloigne le plus possible
de son point fixe.

Mode d'action. — L'extrémité supérieure de la
courbure dorsale est tirée à droite et en arrière, par
cette traction qui diminue sa convexité; par compensation et pour rétablir l'équilibre, la colonne
lombaire entraînant la totalité du tronc s'incline à
gauche et redresse ainsi sa propre courbure latérale.
Il est utile de porter la main droite en arrière sur le
caoutchouc, le bras droit horizontalement tendu;
l'épaule droite ainsi tirée en arrière sollicite la
contraction des spinaux situés le long de la
convexité dorsale et ajoute son action orthopédique à celle du caoutchouc. Dans cette attitude,
la hanche droite est fortement portée à droite et
l'ensemble du corps décrit une convexité générale
tournée à droite.

*Comparaison de ce mouvement avec la ceinture
de Hossard.* — *Position.* — Fixer les deux extrémités du caoutchouc au bras droit d'un fauteuil
de bureau; le scoliotique fait passer l'anse de ce
tube par-dessus sa tête et l'applique sous l'aisselle

du côté gauche ; il se trouve ainsi entouré par le lien élastique qui, descendant en bandoulière, tire obliquement de l'aisselle gauche au bras du fauteuil.

Mode d'action. — On pourrait supposer que cette pression dirigée en sens inverse de celle de la ceinture à inclinaison doit être nuisible. Elle paraît, au premier abord, devoir augmenter l'inclinaison dorso-lombaire et le déjettement du tronc à droite ; mais il n'en est rien ; les conditions mécaniques de ces deux appareils diffèrent par le point fixe ; avec la ceinture à inclinaison, il est pris sur le bassin lui-même, tandis que pour notre tube de caoutchouc, il est indépendant du sujet ; par la ceinture de Hossard, il y a rupture de l'équilibre si le tronc est trop poussé à gauche ; tandis que le tube de caoutchouc, ayant son point fixe au bras du fauteuil, apporte une résistance (1) qui, n'étant plus transmise au bassin, empêche de perdre l'équilibre et permet un déjettement énorme du tronc, à gauche et en avant, en sens inverse de la flexion dorso-lombaire. La convexité lombaire se trouve ainsi parfaitement redressée, le bassin affectant la station fessière droite.

En résumé, quoique les dispositions mécaniques soient inverses (2), le résultat est analogue ; la cein-

(1) Cette résistance augmente avec sa tension, c'est-à-dire avec le déjettement du buste à gauche.

(2) Il est important cependant de noter que la ceinture de Hossard pousse à gauche surtout l'extrémité supérieure de la convexité scoliotique lombaire qui produit le déjettement du tronc à droite, tandis que l'anse du caoutchouc pousse à droite la

ture à inclinaison exerce une poussée de droite à gauche non élastique, et force le tronc de se porter dans le même sens ; la traction du caoutchouc tirant, au contraire, de gauche à droite, entraînerait le tronc du côté droit, si l'équilibre ne l'obligeait à réagir et à résister par un déjettement considérable à gauche, en même temps que, par cette traction puissante du caoutchouc, la colonne dorsale par rapport à la colonne lombaire est entraînée à droite dans le sens de sa convexité qui s'en trouve atténuée.

3° Debout, même position (1), prendre l'anse du caoutchouc avec la main gauche que l'on élève par dessus la tête ; la traction a, dans ce cas, pour effet de tirer à droite, comme précédemment, l'extrémité supérieure de la courbure dorsale et de nécessiter pour l'équilibre l'inclinaison de la colonne lombaire à gauche qui entraîne tout le tronc dans la même direction.

4° Passer l'anse du caoutchouc, au pli du coude, l'avant-bras fléchi et le sujet placé de trois-quart, l'épaule droite se trouvant ainsi tirée fortement en arrière et la tête énergiquement tournée et inclinée à gauche ; le mécanisme que nous avons décrit précédemment est le même que pour les deux précédents.

partie supérieure de la convexité scoliotique dorsale ; mais, chose curieuse, la pression du caoutchouc appliqué à droite et tirant de droite à gauche au niveau de l'extrémité supérieure de la courbure lombaire, contrairement à ce qui semblerait devoir avoir lieu, augmente cette courbure.

(1) C'est-à-dire le côté droit tourné vers la porte.

5° Exécuter l'attelage d'un seul côté, le caoutchouc à la main droite ou embrassant en avant l'épaule droite, jambe droite portée en avant.

6° Ordonner au sujet de se retourner dans l'anse du caoutchouc, de façon à présenter le côté gauche à la porte et appliquer l'anse sur le côté droit du bassin ; la hanche droite, prenant ainsi appui sur le tube fortement tendu, se porte fortement à droite, le tronc affectant une inclinaison générale à gauche et l'ensemble du corps une convexité formée, d'une part, par le tronc incliné à gauche, d'autre part, par le membre inférieur droit incliné de haut en bas et de droite à gauche.

7° Debout, même position. — Le caoutchouc appliqué sur la cuisse droite ou sur la jambe droite donne au corps une attitude analogue à la précédente.

8° Le sujet toujours tourné du même côté applique le caoutchouc sur la hanche droite dans l'attitude assise (1).

---

(1) L'état général jouant un rôle énorme dans les déviations du rachis, il est inutile d'insister sur l'importance du traitement général qui doit faire partie de n'importe quel traitement orthopédique.

CHAPITRE XXX

—

TRAITEMENT DE LA SCOLIOSE ORDINAIRE PAR LES
MOUVEMENTS DE PROJECTION DES BRAS A DROITE
ET EN ARRIÈRE.

1° *Position*. — Rapprocher les deux pieds, se hancher sur le gauche, porter en bas et à gauche les deux bras étendus.

2° *Mouvement*. — Lancer simultanément la jambe droite en avant et les deux bras à droite et en arrière, tourner et incliner la tête à gauche, faire exécuter ce mouvement tantôt sur place, tantôt en marchant, et, pour en augmenter l'efficacité, se servir de livres assez lourds, par exemple, de dictionnaires plus ou moins gros.

3° *Mode d'action*. — Par la projection de la jambe droite en avant, la hanche droite perd son excès d'élévation et descend plus bas que la hanche gauche ; par la position du bras droit presque horizontalement (1) étendu à droite et en arrière, je crée un bras de levier puissant qui, par l'omoplate, pèse sur la convexité dorsale, et qui, par l'intermédiaire des côtes et de la clavicule, fait contre-poids au bras de levier représenté par la distance qui sépare la partie moyenne de la courbure dorsale de la verticale qui

(1) La direction du bras droit varie selon la nuance de la déviation.

descend de l'extrémité supérieure de cette courbure
(bras de levier dont la puissance est représentée essentiellement par le poids de la tête); par ce moyen, non-
seulement je neutralise l'influence nocive du poids
des parties situées au-dessus de la partie centrale de
la courbure dorsale et qui pressent sur la concavité
de cette courbure, mais encore je transporte l'excès
de pression du côté de la convexité; de plus, pour
faire équilibre au bras droit, transporté ainsi à
droite et en arrière, le tronc se porte en avant et à
gauche, et ainsi se trouve redressée la convexité lombaire. En outre, par le fait de la projection des bras
à droite et en arrière, la tête instinctivement se
tourne et s'incline à gauche en extension, et la courbure cervico-dorsale est redressée. Ce mouvement
doit être exécuté aussi dans la station assise, il a une
action d'autant plus grande qu'il est exécuté avec des
livres plus lourds ou avec plus d'élan; la main gauche doit porter le livre sur l'épaule droite et le bras
droit doit être, comme je l'ai dit, dirigé de plusieurs
manières différentes selon la nuance de la déviation.

Par la fixité que donne à l'omoplate et à la clavicule le levier constitué par le bras droit porté en
arrière, les muscles pectoraux, etc., agissent puissamment sur le redressement de la déformation des
côtes droites.

CHAPITRE XXXI

—

TRAITEMENT DE LA SCOLIOSE ORDINAIRE (1) PAR LA DÉTORSION DES COURBURES

Position du malade. — On se sert d'un tabouret à piano, ordinaire, dont on allonge ou raccourcit la vis selon la taille du sujet, de façon que ses pieds soient appuyés sur le plancher. Celui-ci s'assied de manière à tourner le dos au médecin et porte le bras droit horizontalement en dehors à la hauteur de l'épaule.

Position du médecin. — Il se met à gauche et en arrière du malade, la plante du pied gauche appuyée sur un barreau du tabouret (2) et, s'agenouillant sur le genou droit, il prend avec la main gauche une des échancrures situées sous le siège du tabouret (3) et de la main droite il saisit le bras droit du malade au poignet.

Mouvement. — Tirant de la main gauche fortement en arrière sur l'échancrure, le médecin fait ainsi exécuter au tabouret une rotation par laquelle

---

(1) C'est-à-dire à convexité dorsale tournée à droite, à convexité lombaire tournée à gauche.

(2) Le barreau du tabouret va de la tige centrale à un pied extérieur du tabouret.

(3) Il faut avant avoir soin d'amener cette échancrure un peu en avant et à gauche en faisant tourner le siège sur la vis.

le côté gauche du bassin se porte en arrière, le côté droit en avant. Par le poids du buste, le bassin ne fait qu'un avec le siège du tabouret et suit les mouvements qu'on lui imprime, sauf vers la fin où il se déplace un peu. Le mouvement exécuté, le sujet se relève, le médecin ramène l'échancrure en avant, le sujet se rassied et l'on recommence ; le médecin tire, en l'inclinant le moins possible, le bras droit du sujet en arrière et un peu à droite (1).

Pendant l'exécution du mouvement, il faut recommander au malade de tourner et incliner la tête à gauche et de roidir l'épaule droite.

Mode d'action. — Ce mouvement fait tourner, à la façon d'un vilebrequin, la colonne vertébrale déviée. Par la torsion volontaire de la tête et du cou, de droite à gauche, et par la rotation communiquée au bassin dans le même sens, les deux extrémités de l'axe céphalo-rachidien (d'une part, bassin et courbure inférieure ou lombaire ; d'autre part, tête et courbure supérieure ou cervico-dorsale) se trouvent relativement fixées (2), pendant que

---

(1) Faire décrire au bras droit du patient un arc de cercle assez limité, ce qui se fait naturellement en se réglant sur la résistance par trop grande que l'on éprouve vers la fin du mouvement, car, sans cette précaution, on n'aboutirait qu'à faire renverser le sujet en avant et à gauche.

(2) Conditions importantes et qui ne seraient nullement remplacées par la fixation de la tête et du bassin, avec des courroies ou les mains d'aides, car on gênerait ainsi la colonne vertébrale dans les mouvements de compensation et d'accommodation qui se produisent aux lombes et au cou pendant la rotation du buste sur la colonne lombaire.

le thorax, qui, grâce à la raideur de l'épaule droite, ne fait qu'un avec le bras droit (1), tourne et entraîne par les extrémités de la colonne dorsale (convexité qui représente la partie moyenne du vilebrequin), entraîne, dis-je, simultanément de gauche à droite, dans un mouvement de détorsion, les corps vertébraux de l'extrémité supérieure de la courbure lombaire et les corps vertébraux de l'extrémité inférieure de la courbure cervico-dorsale en même temps que se produit une contraction des muscles spinaux de la convexité dorsale par laquelle celle-ci est également diminuée.

Ce mouvement détord très fortement la torsion de la courbure lombaire et sollicite la contraction des muscles de toutes les convexités latérales (2).

Remarque. — Chose curieuse, le mouvement exécuté par le médecin est également favorable au redressement de la scoliose ordinaire ; nous avons remarqué ce fait sur nous-même : pendant que nous exécutions ce mouvement, nous sentions une amélioration manifeste de notre propre déviation et nous en avons cherché l'explication ; en tirant sur le bras droit du sujet, le médecin fait contracter sa propre épaule et les muscles de sa convexité dorsale, en même temps que son buste fortement incliné en avant et à gauche redresse la courbure lombaire et

(1) Cette théorie peut s'appliquer aussi au mouvement du Dr Dubreuil (art. Rachis, *Dict. encyclopédique.*)

(2) Les courbures étant délimitées par les points où le rachis rencontre une ficelle tendue de la septième apophyse épineuse cervicale au sillon interfessier.

que sa tête s'incline et se tourne à gauche ; on le voit, les trois courbures se trouvent ainsi attaquées par ce mouvement dont l'efficacité est égale à celle du mouvement communiqué au sujet.

Exécuter ce mouvement pendant une dizaine de minutes avec de petits intervalles de repos.

CHAPITRE XXXII

REDRESSEMENT DES COURBURES VERTÉBRALES PAR LES INCLINAISONS OPPOSÉES

Pour redresser une courbure latérale ou antéro-postérieure, il faut faire un effort d'inclinaison qui, représenté par une ligne, soit parallèle à la flèche de cette courbure (1), c'est-à-dire dirigée à peu près perpendiculairement à sa corde ; ou, pour parler d'une manière plus précise, l'effort d'inclinaison doit être perpendiculaire à la corde et se trouver à peu près dans un plan qui, contenant son arc, passe en arrière des vertèbres déviées. Dans chaque courbure, le corps vertébral ayant tourné du côté de la convexité, pour la courbure dorsale à droite et en arrière, pour la courbure lombaire à gauche et en arrière, il est évident que l'effort, devant se trouver à peu près perpendiculaire à l'axe antéro-postérieur des vertèbres déviées, doit être dirigé non pas directement à droite ou à gauche dans la scoliose, mais à droite et en arrière ou à gauche et en arrière, puisque la ligne, par laquelle nous représentons la direction de l'effort, tourne aussi en arrière dans le

(1) Nous rappelons que la flèche est représentée par la perpendiculaire abaissée du centre de la courbure sur la corde qui réunit ses deux extrémités.

sens de la convexité comme le corps des vertèbres. Après cette explication un peu technique, mais nécessaire, il est facile de donner une formule simple pour le redressement de toutes les courbures. Pour redresser une courbure latérale, faire un effort pour porter son extrémité supérieure latéralement en arrière et un peu en haut du côté de la convexité. Pour redresser une courbure antéro-postérieure, il faut porter son extrémité supérieure horizontalement (1) du côté de sa convexité; et, comme il y a, en général, plusieurs courbures dirigées en sens inverse, il faut en sens inverse, pour chacunes d'elles, répéter cet effort.

Dans les déviations latérales ou antéro-postérieures, le sujet a une tendance à exécuter l'effort qu'on demande aux muscles d'une convexité par les muscles de la concavité de la courbure voisine. Ainsi, pour porter le buste à droite, le scoliotique augmente la concavité lombaire ; pour s'incliner à gauche, il le fait souvent non pas par les muscles de la convexité lombaire, mais par les spinaux de la concavité dorsale. C'est pour obvier à ces inconvénients que les médecins suédois et les médecins allemands ont empêché, par des points fixes, l'augmentation des concavités, forçant ainsi l'effort à se localiser sur la convexité de la courbure que l'on veut redresser. Pour les déviations antéro-postérieures, j'ai appliqué le même principe ; il est facile d'observer que beaucoup d'enfants, à qui nous recomman-

(1) Ou même un peu en haut.

dons de porter la partie supérieure du dos en arrière; loin de mettre en jeu les spinaux qui redressent la convexité dorsale, contractent les muscles de la concavité lombaire, creusent les reins et nous donnent un résultat diamétralement opposé, puisqu'ils augmentent ainsi par compensation la courbure dorsale qu'il s'agit de redresser ; c'est pourquoi une condition très importante dans la scoliose comme dans la cyphose, c'est de toujours empêcher par un effort volontaire l'augmentation de la concavité de la courbure voisine de celle dont on veut redresser la convexité, et l'on obtient facilement ce résultat par les moyens que j'ai imaginés. Ainsi, dans la scoliose, en faisant porter fortement l'épaule droite en arrière, je sollicite la contraction synergique des muscles situés du côté de la convexité dorsale, et grâce à cette contraction qui redresse et maintient fixement le segment dorsal du rachis, le scoliotique peut impunément porter le tronc à gauche et redresser la courbure lombaire ; de même dans la cyphose et la lordose en rentrant le ventre, c'est-à-dire en contractant les fléchisseurs de la colonne lombaire (muscles de l'abdomen et psoas), le sujet peut redresser la colonne dorsale sans augmenter la colonne lombaire, et réciproquement, en contractant les muscles spinaux situés le long de la cyphose, ce que l'on obtient facilement en portant énergiquement les épaules en arrière, les coudes près du corps, on peut sans inconvénient incliner la colonne lombaire en avant.

Nous allons énumérer la série des efforts qu'il

faut exécuter dans la scoliose ordinaire, c'est-à-dire à convexité dorsale tournée à droite, à convexité lombaire tournée à gauche ; nous la décrirons ensuite pour la cyphose et la cambrure.

1° Redressement des courbures de la scoliose commune :

1° Porter la tête et la partie supérieure du cou à gauche et en arrière, ce qui s'obtient en partie par l'inclinaison et la rotation de la tête à gauche avec extension en arrière.

2° Porter l'extrémité supérieure de la courbure dorsale à droite, en arrière et en haut (1).

3° L'extrémité supérieure de la courbure lombaire à gauche, en arrière et en haut.

4° A droite et en arrière l'extrémité supérieure de la courbure fémoro-iliaque (extrémité représentée par la crête iliaque droite).

5° Porter un peu à gauche l'extrémité de la courbure ou plutôt de l'angle ouvert en dehors formé par la jambe et la cuisse d'une part et le pied droit de l'autre. Ce dernier mouvement, qui aurait pour but d'atténuer la légère inclination latérale de la jambe sur le pied, ne doit pas s'exécuter, parce qu'il transporterait le bassin et le centre de gravité trop à gauche, et que, pour redresser l'inclinaison latérale du bassin à gauche, pour le pousser de gauche à droite, l'on emploie instinctivement l'inclinaison latérale de la jambe droite ; or, cette direction patho-

---

(1) Le médecin désigne, par l'application de sa main, le point du rachis que le sujet doit faire changer de direction.

logique de la jambe droite a pour effet de diminuer la hauteur du membre inférieur droit et d'abaisser ainsi le bassin à droite.

Le bassin, légèrement incliné de haut en bas et de droite à gauche décrit avec le fémur un angle ouvert à gauche, et pour redresser cette inclinaison il existe plusieurs moyens :

1° Pousser la hanche droite à droite (Bouvier).

2° Renversement de l'inclinaison du bassin par la pression des tubes de caoutchouc du fauteuil localisée sur la fesse droite (Reynier).

3° Siège incliné de haut en bas et de gauche à droite (Jules Guérin, Duchenne de Boulogne).

4° Un livre placé sous la fesse gauche (Reynier).

5° Exercice où le pied gauche est élevé par un livre (Reynier), marche sur le côté de la chaussée, sur le trottoir, etc., où le pied gauche est plus élevé (Reynier).

6° Exhaussement du membre inférieur gauche avec un talon plus haut, une semelle plus épaisse (Delpech, Dally, etc.).

La ligne verticale abaissée de la cavité cotyloïde droite sur le sol, autrement dit la distance qui les sépare est d'autant moindre que le pilier, si je puis m'exprimer ainsi, représenté par la jambe droite, est plus incliné ; l'un des deux pieds est constamment plus en avant que l'autre (Delpech, tome II, page 6, 7 et 8. Orthopédie). C'est pourquoi un assez grand nombre de scoliotiques adoptent le hancher suivant : hancher sur le pied droit, le pied gauche placé près du pied droit appuie sur sa pointe, le talon légèrement soulevé : — hancher sur le pied gauche, la jambe droite est portée en avant (Delpech), ou fortement en dedans en croisant l'autre et reposant sur le sol par le bord externe du pied (Reynier) ou fortement en dehors en reposant sur le bord interne du pied ; ces diverses attitudes instinctives du membre inférieur droit ont pour but d'abaisser la hanche droite.

2° *Redressement des courbures antéro-postérieures.* — Pour redresser une courbure antéro-postérieure, il faut faire un effort pour porter son extrémité supérieure du côté de sa convexité, et, comme il y a généralement plusieurs courbures dirigées en sens inverse, les efforts que l'on dirige sur elles sont opposés.

Voici pour la cambrure avec cyphose, la série des efforts qu'il faut exécuter :

1° Porter l'extrémité supérieure de la cyphose dorsale en arrière et en haut.

2° En haut et en avant l'extrémité supérieure de la courbure lombaire.

3° Porter l'extrémité supérieure de la courbure fémoro-iliaque en haut et en arrière (1).

4° En haut et en avant l'extrémité supérieure de la courbure fémoro-tibiale (2).

5° En arrière et en haut l'extrémité supérieure de la courbure formée par le pied et la jambe.

---

(1) Cette courbure, que nous appelons fémoro-iliaque, est constituée par l'inclinaison exagérée du bassin.

(2) Cette courbure, qu'il est plus exact d'appeler un angle, est constituée par une légère flexion de la cuisse sur la jambe.

CHAPITRE XXXIII

—

1° REDRESSEMENT DES COURBURES LATÉRALES PAR LE POIDS DU SUJET. — Avant d'exposer les moyens que j'emploie dans ce but, je vais donner la description d'un appareil imaginé par le Dr Pravaz père.

Appareil de Pravaz contre les courbures dorsales prédominantes. — « Cet appareil est composé d'une série de segments suspendus par une tige et des cerceaux à une barre de fer légèrement inclinée sur l'horizon et fixée à un bâti en bois. Ces segments, au nombre de trois et composés de pièces en bois fortement rembourrés, peuvent s'élever et s'abaisser à volonté au moyen de vis qui traversent la barre. Le supérieur sert en quelque sorte d'oreiller et supporte la tête du sujet ; sur l'inférieur, en forme de berceau, reposent le bassin et les membres inférieurs. Sur le moyen légèrement excavé et un peu plus élevé que les deux autres, s'applique la partie déformée du thorax, le sujet étant couché sur le côté convexe de la courbure dorsale et légèrement renversé en arrière. Une plaque sert de dossier et soutient le tronc en arrière dans cette position. Le tronc est donc soulevé de telle sorte que la courbure dorsale est renversée par l'action que le poids de la tête et des épaules d'un côté, du bassin et des membres inférieurs de l'autre, exerce sur les deux extrémités de l'arc. »

« Cet appareil n'est applicable qu'aux courbures dorsales prédominantes et à grand rayon. Il ne convient également que dans le cas où les côtes qui constituent la gibbosité n'offrent pas vers leur angle une courbure trop aiguë. Dans ce cas, en effet, l'emploi de cet appareil, tout en exerçant une action avantageuse au point de vue du redressement de la courbure du rachis, tendrait d'un autre côté à exagérer la gibbosité. »

Appareil à plans gradués. — Voici le moyen bien simple que j'ai imaginé (1) pour redresser les courbures latérales par le poids du sujet; sur un lit ou sur un canapé le sujet étant couché sur le côté droit, je mets à plat et transversalement au point correspondant à la convexité dorsale, un dictionnaire plus ou moins volumineux selon la taille du sujet de manière que la tranche du livre se trouve à peu près au niveau de la jonction de la courbure dorsale et de la courbure lombaire ; deux gros oreillers assez fermes constituent au côté droit de la tête un plan d'appui un peu plus élevé que la colonne dorsale du

(1) Il doit être employé de préférence chez les sujets assez rares d'ailleurs dont la tonicité musculaire est faible, c'est-à-dire, qui ne gardent pas longtemps la tendance à la nouvelle accommodation du rachis que crée chaque séance de gymnastique orthopédique.

sujet et par lequel la tête et le cou sont inclinés à gauche (1).

Mode d'action. — Il s'agit dans le décubitus latéral droit d'incliner à gauche et en haut à la fois la colonne cervicale par rapport à la colonne dorsale et la colonne lombaire par rapport au bassin en même temps que la colonne dorsale doit s'incliner à droite et en bas relativement à la colonne lombaire. Avec le dictionnaire et les oreillers, disposés comme nous venons de le décrire, l'on obtient ces inclinaisons et ces redressements opposés ; le côté droit du corps repose ainsi sur trois plans de plus en plus élevés, le bassin (2) et les membres inférieurs reposent sur le lit, la convexité dorsale sur le dictionnaire et la tête sur les oreillers ; l'extrémité supérieure de la colonne lombaire étant maintenue en haut et à gauche par le bord du dictionnaire, sa courbure scoliotique s'ouvre, se redresse et affecte une inclinaison en sens inverse de son inclinaison pathologique ; la partie inférieure de la colonne dorsale étant par l'intermédiaire des dernières côtes droites appuyée au même

---

(1) Au lieu de dictionnaire on peut se servir d'un petit tabouret rembourré ou d'une petite pile de serviettes haute de 5 à 10 centimètres ou plus selon la taile du sujet. Il serait très facile de faire pour les gymnases orthopédiques un appareil fort simple à plans gradués basé sur les considérations que je vais exposer.

(2) Les deux crêtes iliaques se trouvent sur le même plan vertical ; pour empêcher l'inclinaison transversale du bassin qui peut s'exagérer lorsque le sujet prend mal les points d'appui, nous lui ordonnons de bien appliquer sur le lit le côté droit du bassin et de fléchir la cuisse gauche, ce qui permet d'atteindre le but plus facilement.

point penché en vertu de la pesanteur à droite et en bas, s'ouvre et se redresse jusqu'à ce que la partie latérale supérieure de l'hémithorax droit arrive en contact avec le plan du dictionnaire et repose sur lui ; elle affecte ainsi une inclinaison dirigée en sens inverse de son inclinaison pathologique. L'extrémité supérieure de la courbure cervico-dorsale reposant par l'intermédiaire de la tête sur un plan un peu plus élevé que la colonne dorsale (1) est soulevée et s'incline à gauche et en haut en sens inverse de son inclinaison scoliotique. Nous avons donc par ce moyen très simple le redressement des diverses courbures.

Pravaz, à propos de son appareil, ne signale que l'action sur la courbure dorsale: « Le tronc, dit-il, est donc soulevé de telle sorte que la courbure dorsale est renversée par l'action que le poids de la tête et des épaules d'un côté, du bassin et des membres inférieurs de l'autre exerce sur les deux extrémités de l'arc. Cet appareil n'est applicable qu'aux courbures dorsales prédominantes et à grand rayon. » Cependant, dans son appareil même, le segment moyen « légèrement excavé et un peu plus haut que les

(1) Le plan supérieur formé par les oreillers doit être à peu près à la hauteur de la colonne dorsale et beaucoup plus haut que le bord latéral droit du thorax, car il faut que la hauteur des oreillers soit un peu plus grande que la hauteur de l'hémithorax droit (hauteur mesurée par la perpendiculaire abaissée d'une apophyse épineuse dorsale sur le dictionnaire) pour que la tête repousse à gauche l'extrémité supérieure de la colonne cervicale ; le plan de l'oreiller étant sur la direction de la colonne dorsale, l'extrémité supérieure de la colonne cervicale prend une inclinaison à gauche égale à la distance qui existe entre cette extrémité du rachis et le côté droit de la face.

deux autres » a pour effet, d'après le mécanisme que nous venons de décrire, de porter légèrement, et Pravaz ne l'a pas remarqué, la colonne lombaire en haut et un peu à gauche et de diminuer ainsi la courbure latérale de ce segment du rachis. Mais avec l'appareil de Pravaz, le poids du tronc et de la tête est réparti sur des points d'appui trop restreints, tandis qu'avec le moyen que nous préconisons, la pression tout en se trouvant à peu près localisée au niveau de la jonction de la colonne dorsale et de la colonne lombaire (dernières côtes droites), n'empêche pas le côté droit du thorax et l'épaule droite de prendre légèrement appui sur le lit et d'atténuer ainsi l'inconvénient d'une pression trop restreinte, ce qui permet au malade de rester plus longtemps dans cette attitude.

2° Redressement des courbures antéro-postérieures *(cyphose dorsale, ensellure lombaire)* par le poids du sujet.

Contre la cyphose, Pravaz utilise aussi le poids du sujet dans l'attitude couchée : « Nous mettons en usage, dit-il, un appareil très simple et où le poids du sujet est également l'unique agent de redressement du rachis.

« Sur un plan incliné, nous disposons transversalement une sorte de billot légèrement convexe, fortement rembourré et dépassant de quelques centimètres seulement le plan du lit. Le sujet étant couché sur le dos, la partie centrale de la courbure du rachis repose sur ce billot, et le poids des épaules d'une part, du bassin de l'autre, suffit pour ouvrir la courbure et en obtenir le redressement graduel. On augmente, du reste, la hauteur du billot à mesure que l'arc se rapproche d'une ligne droite. »

Voici un moyen que j'emploie pour redresser les courbures antéro-postérieures : sur un lit, je place sous le dos transversalement et à plat un dictionnaire plus ou moins volumineux, de manière qu'un de ses bords se trouve à peu près au niveau de la jonction de la courbure dorsale et de la courbure lombaire (1).

Mode d'action. — Par la saillie du livre, l'extrémité supérieure de la colonne lombaire se trouve portée en haut et en avant, prenant ainsi une inclinaison opposée à l'inclinaison pathologique et favorable au redressement de la cambrure ; la colonne dorsale appuyée par son extrémité inférieure sur le bord du livre penche en arrière et en bas (jusqu'à ce que la partie supérieure du thorax arrive en contact avec le plan du dictionnaire), s'inclinant ainsi par son propre poids en sens inverse de son inclinaison pathologique ; le plan d'appui de la tête doit être un peu plus élevé que celui du dos, car l'ensemble du rachis malgré l'inclinaison en arrière de la colonne dorsale par rapport à la colonne lombaire se trouve par la flexion des lombes un peu porté en avant, de sorte que le sacrum, le bord supérieur et antérieur du dictionnaire et le bord supé-

____

(1) Il faut donner à la partie du lit sur laquelle reposent les membres inférieurs une certaine inclinaison pour que ceux-ci soient plus bas que le bassin.

rieur et antérieur des oreillers, quoique à des hauteurs différentes, se trouvent sur une même ligne ascendante.

PLANS BI-INCLINÉS ET DÉCUBITUS CONTRE LA SCOLIOSE ET LA CYPHOSE

1° Décubitus contre la scoliose commune, c'est-à-dire, à convexité dorsale tournée à droite, à convexité lombaire tournée à gauche.

A. Décubitus latéral droit. — Mettre le corps en convexité générale tournée à droite et en bas, en plaçant sur le parquet ou sur un canapé *deux gros dictionnaires ou deux gros oreillers sous la tête et deux gros dictionnaires ou deux gros oreillers sous les jambes;* la courbure lombaire et la courbure cervico-dorsale sont ainsi redressées. Si l'enfant est tout jeune, on ne met qu'un dictionnaire ou qu'un oreiller.

B. Décubitus latéral gauche. — Mettre le corps en convexité générale tournée à droite et en haut en plaçant *deux gros dictionnaires sous le bassin (côté gauche) et un gros dictionnaire ou un oreiller sous la tête (côté gauche).* Régler l'épaisseur des dictionnaires et de l'oreiller selon la taille du sujet. Les courbures lombaire et cervico-dorsale sont ainsi redressées; la courbure dorsale s'atténue par compensation.

2° Décubitus dorsal convexe contre la scoliose et contre la cyphose dorsale. — Dans l'attitude debout, il importe que le point le plus reculé du dos se trouve à peu près sur le même plan vertical que le sacrum ou même un peu en arrière de lui ; c'est là une condition favorable à l'attitude très droite ; elle se trouve réalisée dans le décubitus dorsal convexe. Le soulèvement du bassin dans le décubitus dorsal donne un résultat excellent et supérieur au résultat produit par la pression du dos sur le billot préconisé par le docteur Pravaz et appliqué directement sous la cyphose dorsale ; l'application des dictionnaires sous les fesses paraîtrait, en faisant se rejeter le tronc en arrière, devoir augmenter l'ensellure lombaire et, par compensation, la cyphose dorsale. C'est le contraire qui a lieu, car l'attitude qui porte le sacrum plus en avant que le dos favorise la rectitude du rachis. Dans le décubitus dorsal convexe, le point le plus reculé du dos est en arrière du sacrum et les membres inférieurs, par le fait de leur inclinaison en arrière, se trouvent en extension sur le bassin et réciproquement.

Il est très important de mettre sous le dos, au niveau de la cyphose dorsale, une épaisseur de livres égale à peu près aux deux tiers de l'épaisseur des deux dictionnaires placés sous les fesses. La tête se renverse en arrière dans une extension très prononcée.

Il est très facile de construire sur ces principes deux plans bi-inclinés : 1° un plan bi-incliné creux ou rentrant pour le décubitus droit ; 2° un plan bi-incliné saillant pour le décubitus gauche. Les deux plans de chaque appareil sont réunis par une forte charnière à une planche médiane horizontale large de 20 centimètres environ, qui donne appui au bassin; on règle l'inclinaison des plans en plaçant sous chacune de leurs extrémités libres, un objet plus ou moins épais pour le décubitus latéral droit; pour le décubitus dorsal et pour le décubitus latéral gauche, on place deux dictionnaires sous la planche médiane ou un objet d'égale épaisseur. Ces diverses espèces de décubitus, et, en particulier, le décubitus dorsal convexe, donnent un excellent résultat.

CHAPITRE XXXIV

—

1° FLEXIONS BI-LATÉRALES :

Position. — Le médecin assis place l'enfant en travers sur ses genoux de façon que l'os iliaque droit, par exemple, appuie sur la cuisse droite, le tronc et la tête pendants ; et, pour cela, il maintient solidement les jambes de l'enfant ; au bout de quelques minutes, il le place dans la position inverse, c'est-à-dire sur la hanche gauche ; ceci s'applique aux enfants tout jeunes ; quand il s'agit d'adultes, on remplace le plan des cuisses de l'opérateur par une table ou une banquette rembourrée, en ayant soin de fixer les jambes avec une courroie.

Mode d'action. — Je n'ai nullement obtenu des flexions bi-latérales le résultat que j'en espérais ; en voici la raison : Lorsque le malade est appuyé sur la hanche droite, la pesanteur diminue la courbure dorsale et augmente la courbure cervico-dorsale, ainsi que la courbure lombaire ; lorsqu'il est couché sur le côté gauche, le poids des parties qui surplom-

14

bent augmente la courbure dorsale et diminue les deux autres. Comme dans toute inclinaison latérale, il se produit pour chaque courbure une pression (1) du côté des vertèbres qui est inférieur à l'autre et une traction du côté qui, par suite de l'inclinaison, lui est supérieur ; or, dans le mouvement de Dubreuil (supposons le malade couché sur le côté droit), les trois courbures pathologiques deviennent inclinées du même côté ; l'une d'elles, la dorsale, subit la pression du côté convexe, les deux autres la subissent du côté concave, autrement dit, la courbure dorsale subit l'élongation du côté concave (élongation utile) et les courbures cervico-dorsale et lombaire y sont soumises du côté convexe (élongation nuisible). — Couché sur le côté gauche, la pression a lieu du côté convexe pour le cou et les lombes et du côté concave pour la courbure dorsale, autrement dit, l'élongation pour la courbure dorsale se produit du côté convexe (élongation nuisible) et du côté concave pour les courbures cervico-dorsale et lombaire (élongation utile).

Couché sur le côté droit, la courbure cervico-dorsale subit la pression d'un bras de levier représenté par la distance qui sépare le centre de cette courbure de la verticale passant par l'extrémité de la tête (pression aggravante). La courbure dorsale subit la pression d'un bras de levier qui a pour longueur la distance qui sépare les divers points de sa cour-

(1) Or, toute pression tend à écraser et à raccourcir la partie qui la subit.

bure de la même verticale (pression qui atténue la déviation dorsale); et celle qui s'exerce sur la courbure lombaire est faite par un levier qui s'étend de cette courbure à la même verticale (autre pression aggravante). Comme il est facile de s'en rendre compte par cet exposé, le bras de levier qui agit sur chaque région est d'autant plus long et plus puissant que cette région se rapproche davantage du point d'appui du bassin.

En un mot, la flexion latérale droite atténue la courbure dorsale et augmente les deux autres ; la flexion latérale gauche diminue la courbure cervico-dorsale et lombaire, mais elle augmente la courbure dorsale. Voilà pourquoi les flexions bi-latérales donnent en somme un minime résultat et c'est pourquoi j'emploie uniquement la flexion unilatérale gauche en faisant porter le bras droit en arrière (1).

2° FLEXION EN AVANT :

Elle consiste à marcher, le buste abandonné en flexion complète et les bras pendants, comme si on voulait ramasser un objet sur le plancher; il se produit, par le déplacement en bas et en avant du point de pression des leviers, un redressement de toutes les courbures, de toutes les flexions latérales qui s'éloignant du plan vertical et transversal passant par le rachis, basculent en avant dans le plan vertical antéro-postérieur par un mouvement comparable à un mouvement d'oscillation du pendule; nous avons ainsi un redressement de toutes les inclinaisons ;

(1) Voir chapitre suivant : la double extension oblique.

par la très grande flexion ou obliquité du tronc en bas et en avant, l'on fait passer le poids des vertèbres, c'est-à-dire la pression, sur la partie la plus antérieure et la plus élevée des coins qui représentent les corps vertébraux, c'est-à-dire sur la partie antérieure des convexités, tandis que, par la flexion latérale, comme dans le mouvement de M. le docteur Dubreuil, le poids des vertèbres, c'est-à-dire la pression passant à une courbure par la partie la plus élevée, c'est-à-dire la base des coins vertébraux et à une autre par la partie la plus mince, en diminuant une courbure augmente l'autre.

Par la flexion, par l'inclinaison du tronc en avant dépassant l'horizontale (1) on renverse l'action de la pesanteur en renversant la direction du levier que nous pouvons comparer, ainsi que nous l'avons dit, à un pendule ; de telle sorte que ce levier (considérons une courbure dorsale à convexité tournée à droite), au lieu d'exercer de droite à gauche sa pression déformante sur le côté concave des vertèbres, agit de gauche à droite sur le côté convexe. Lorsque la tête est en haut le corps debout non fléchi, toutes les oscillations de la moitié supérieure des courbures tendent à se faire du côté où elle est déjà inclinée, c'est-à-dire vers le côté concave des vertèbres ; lorsque la tête est en bas, suspendue dans le vide, les inclinaisons ou oscillations tendent à se produire en sens inverse, c'est-à-dire vers le côté convexe des vertèbres.

(1) La tête à peu près au niveau des genoux.

Autrement dit, selon que la tête est en bas ou en haut, par rapport au bassin, le même segment rachidien tend à s'incliner en sens inverse ; tenez une tige par une extrémité, donnez-lui une inclinaison de bas en haut et de droite à gauche ; son extrémité libre supposée en haut, tend, en vertu des lois de la pesanteur, à tomber du côté gauche ; décrivez alors par un mouvement de supination une demi-circonférence de manière à amener l'extrémité libre de la tige en bas (c'est-à-dire à l'extrémite opposée du diamètre qui soutend cette demi-circonférence dont le centre est au niveau de la main); la tige alors inclinée non plus de bas en haut et de droite à gauche, mais de bas en haut et de gauche à droite tend alors à osciller du côté droit ; il en est de même pour les segments inclinés du rachis.

Quand le tronc est fortement fléchi, son poids tire les corps vertébraux en avant ; la surface d'appui, qui est la face supérieure du corps de la vertèbre, au lieu de regarder en haut, regarde en avant; toute surface verticale n'étant plus apte à servir de support, ce n'est que par un mouvement de bascule sur le bord antérieur de cette surface que prend appui la vertèbre située au-dessus, chargée du poids de toutes les parties supérieures, qui sont retenues comme elle par cette pression sur le bord antérieur et par la tension de la plupart des ligaments : disques intervertébraux, ligament vertébral commun postérieur, ligament des articulations des apophyses articulaires, etc., en un mot, à peu près tous les ligaments, sauf le ligament vertébral commun antérieur relâché par la flexion.

3° SUSPENSION PAR LES PIEDS ; 4° SUSPENSION PAR LA TÊTE :

Le mouvement de Dubreuil et le mien ont pour but de porter, par l'inclinaison du rachis, les pressions sur les côtés convexes, la pesanteur tendant à rapprocher de la verticale les parties qui s'en éloignent : c'est la même action qui préside à la suspension par les pieds décrite par Hippocrate et à la suspension par la tête employée par M. le Dr Sayre. Dans la suspension par la tête, la courbure lombaire, par exemple, peut être comparée à un pendule que le poids du bassin et des membres inférieurs tend à ramener dans la direction verticale ; de même pour les autres courbures ; le même raisonnement s'applique à la suspension par les pieds ; la courbure lombaire peut être encore comparée à un pendule que le poids du thorax, de la tête et des membres supérieurs tend à ramener dans la direction verticale ; ces exercices, vous le comprenez, sont d'une courte durée.

CHAPITRE XXXV

—

TRAITEMENT DE LA SCOLIOSE COMMUNE PAR LA DOUBLE EXTENSION OBLIQUE

Position du malade. — Prendre une chaise ordinaire sur laquelle on met un oreiller ou deux selon la taille du sujet.

Le sujet applique sa hanche gauche contre le bord latéral gauche du siège de la chaise, la poitrine et la face tournées du côté du dossier. Il couche horizontalement son buste en travers du siège et laisse pendre les deux jambes en dehors, de façon que la jambe gauche vienne affleurer le sol (la tête, le cou et le bras gauche dépassant le siège).

Mode d'action. — Par la position du tronc et par la traction puissante qu'exerce le poids des membres inférieurs très obliques, presque verticaux, il se produit non seulement un redressement de la convexité lombaire, mais encore une convexité fortement dessinée dans le sens opposé ; le bassin prend une obliquité en sens contraire de son obliquité pathologique, en décrivant sur le point d'appui de la hanche gauche, c'est-à-dire sur le bord de la chaise, un mouvement de rotation par lequel la crête iliaque droite se porte à droite et s'éloigne de l'extrémité supérieure de la courbure scoliotique lombaire.

La tête, le cou et le bras gauche dépassant le siège
(la face légèrement tournée en bas et à gauche), le
poids de la tête qu'on laisse pendre inerte fait levier
avec la colonne cervicale et ouvre la convexité
cervico-dorsale ou courbure supérieure. Si le mouvement était simplement exécuté ainsi, il y aurait à
redouter une aggravation de la courbure dorsale ; on
pare à cet inconvénient en faisant porter le bras droit
du sujet à droite et en arrière et près de sa tête, et
de temps en temps, pour augmenter l'efficacité de
cette position du bras, on met dans cette main un
livre léger ; ainsi se trouve redressée elle-même la
courbure dorsale. Pour moins fatiguer le sujet, nous
lui faisons plier l'avant-bras droit, la main de ce
côté appuyée sur le côté droit du thorax, de telle
sorte que le membre supérieur, appuyé seulement
par la main et surplombant en arrière du thorax,
tire par son poids l'épaule en arrière et sollicite les
contractions des muscles spinaux de la convexité
dorsale.

Remarques. — Ce mouvement doit durer quelques minutes (5 à 10 minutes) ; mais remarquez que
les enfants supportent bien mieux cette position que
les grandes personnes ; c'est d'ailleurs une attitude
essentiellement passive.

Pour quelques adultes, j'ai fait construire, par un
tapissier, une sorte de large boîte ou tabouret très
rembourré que l'on applique sur le siège de la chaise,
et dont la hauteur est calculée pour que le pied
gauche du sujet affleure le parquet. Le mouvement
est plus commode en le faisant exécuter en travers

d'un petit lit en fer, et en ayant soin de mettre au bord du lit un coussin dur et, sur le milieu du lit, plusieurs oreillers qui décrivant une légère convexité, soulèvent le côté gauche et se moulent sur lui ; dans cette position, la tête penche un peu moins et le mouvement peut se prolonger beaucoup plus longtemps sans fatigue, car c'est une attitude passive ; il donne ainsi un excellent résultat.

Pendant le mouvement, le médecin doit deux ou trois fois exagérer l'influence de cette attitude en poussant avec sa main droite la hanche du sujet à droite, pendant que de sa main gauche il saisit le poignet droit du sujet et tire assez fortement à gauche et en arrière sur ce bras étendu.

Ce mouvement convient surtout dans les courbures lombaires ou lombo-dorsales prédominantes et jouit, dans ce cas, d'une efficacité remarquable ; mais il est également puissant contre la scoliose commune, vu que, par la position du bras droit et de l'épaule droite fortement portés en arrière et la contraction synergique des muscles spinaux qui bordent la convexité dorsale, non seulement il bride et empêche la courbure scoliotique dorsale d'augmenter, mais encore il la redresse ; tandis qu'avec les flexions bilatérales du docteur Dubreuil, de quelque côté qu'ait lieu la flexion, pendant qu'une courbure se redresse, forcément l'autre augmente.

CHAPITRE XXXVI

—

ATTITUDES ET MOUVEMENTS SCOLAIRES, PROFES-
SIONNELS, ETC., TRANSFORMÉS EN ATTITUDES ET
MOUVEMENTS ORTHOPÉDIQUES DANS LE TRAITE-
MENT DE LA SCOLIOSE COMMUNE.

Mouvement. — I° Les jeunes gens atteints de scoliose doivent, en faisant usage de canne et moyennant
un petit artifice qui passe inaperçu, tirer parti au
point de vue thérapeutique des promenades ou des
courses qu'ils ont à faire.

Quoique cet artifice soit aussi simple à faire que
facile à comprendre, nous sommes forcé, pour être
clair, de le décomposer en plusieurs temps:

1ᵉʳ *Temps* : Jambe droite portée en avant, canne
à la main droite, le bras droit près du corps, main
droite en pronation et en extension sur le poignet
sans adduction ni abduction, tenant la pomme de la
canne sous l'index entre le pouce et le médius;
l'avant-bras droit faisant ainsi un angle légèrement
obtus avec le bras; bout inférieur de la canne touchant à terre près du pied droit.

Comme on le voit, ce premier temps n'a rien
d'exceptionnel pour le scoliotique; il est comme chez
tous ceux qui se servent de canne.

2ᵉ *Temps* : C'est ici que le mouvement devient
un peu différent; le sujet, restant dans l'attitude
précédente, porte fortement la pomme de la canne

en arrière en ayant soin de n'appuyer aucunement sur elle et de porter en même temps l'épaule droite en arrière. Cette oscillation antéro-postérieure de la canne (sur sa pointe restant au même point) est le seul artifice nécessaire pour utiliser la marche avec une canne. Ce mouvement est immédiatement compris du malade quand on le fait devant lui ; il se fait naturellement et sans raideur, sauf pour le petit mouvement de l'épaule et du bras en arrière pendant lequel le tronc se penche légèrement en avant et à gauche. Tous les trois ou quatre pas, le malade, sans s'arrêter, exécute ce mouvement ; quand il veut cesser pour quelques instants, il n'a plus qu'à balancer sa canne comme il lui plaît, pour recommencer le balancement méthodique, qui, nous le répétons, n'a rien qui puisse être remarqué du monde (1). Pour les demoiselles, ce mouvement sera exécuté soit dans des gymnases, soit chez elles, avec une ombrelle ou un parapluie proportionnés, bien entendu, à leur taille. Dans les promenades les jeunes gens scoliotiques peuvent tirer un grand parti de ce mouvement.

2° Attitudes contre la scoliose sigmoïde ordinaire (c'est toujours de celle-là qu'il s'agit) en lisant, en écrivant, en cousant, en allant à cheval, en voiture et en jouant du piano, etc.

---

(1) Mais plus le scoliotique porte violemment et avec raideur l'épaule droite en bas et en arrière pendant que la jambe droite se porte en avant, plus le mouvement est énergique contre la scoliose, mais alors le mouvement ainsi pratiqué ne peut être exécuté que chez soi, ou dans un gymnase.

En lisant : station assise droite. Etendre sur la table le bras gauche en avant, légèrement en adduction, de façon qu'il fasse à peu près un angle droit avec la paroi antérieure du thorax, l'avant-bras gauche fléchi à angle presque droit légèrement aigu, reposant ainsi sur la table et contournant le bord du livre le plus éloigné du tronc, la main dans une position intermédiaire à la supination et à la pronation, fléchie sur l'avant-bras et les doigts moyennement fléchis. Le bras droit est le long du côté droit du thorax, l'avant-bras fléchi, la paume de la main regardant en bas et en avant et reposant légèrement du bout des doigts sur le bord de la table sur lequel elle s'appuie naturellement. Cette bonne attitude est longue à décrire, mais tout de suite comprise du malade, quand on la fait soi-même devant lui ; celui-ci doit, tout en restant dans cette attitude, porter de temps en temps fortement le coude gauche en avant, et en même temps le bras et l'épaule droite en arrière et pencher un peu le tronc en avant et à gauche ; l'épaule gauche se trouve ainsi portée en avant et l'épaule droite en arrière comme dans plusieurs exercices suédois et allemands, et dans le jeu de billard pratiqué tel que nous l'avons décrit ; mais l'action capitale, qui a échappé jusqu'ici aux orthopédistes, consiste, ainsi que nous l'avons déjà dit, dans la contraction simultanée des muscles des convexités vertébrales et dans le léger mouvement de détorsion de la flexion lombaire déjà signalé dans ce travail à propos d'autres mouvements.

En écrivant : l'attitude des bras est la même que précédemment, seulement le papier horizontalement droit devant le corps doit être le plus rapproché possible du bord de la table qui avoisine la poitrine et le bras droit ainsi que l'épaule droite roides sur le côté droit du tronc. De temps en temps, pendant les courts instants que la main droite n'écrit pas, porter fortement le coude gauche en avant en même temps le bras droit et l'épaule droite en arrière, tenir le corps très peu penché en avant, la tête droite, le menton rapproché du cou.

Couture : même attitude du bras gauche qui doit être libre, c'est-à-dire ne pas appuyer sur la table. Le bras droit dans la même attitude que précédemment se porte avec l'épaule droite un peu raidie fortement en arrière chaque fois que la main droite en pronation tire le fil directement en arrière et que l'avant-bras droit se fléchit ainsi sur le bras. Ce mouvement de l'épaule entraîne une légère rotation du thorax par laquelle le côté droit tourne en arrière, le gauche en avant et qui détord la flexion de torsion lombaire.

En jouant du piano : s'asseoir en travers sur le siège, de façon que les cuisses, au lieu d'être perpendiculaires à la paroi antérieure du piano, lui soient obliques (1) ; dans cette position, la paroi antérieure du tronc est tournée en avant et à gauche au lieu d'être directement en avant ; la figure regarde

---

(1) De façon à faire avec le piano un angle aigu regardant à droite.

dans la même direction que le tronc, c'est-à-dire aussi en avant et à gauche ; un pupitre placé à gauche tient les morceaux de musique dans une situation convenable (1); les deux mains se portent à droite sur les touches, le bras droit près du corps. Cette attitude non seulement n'est pas gênante, mais elle est très commode et utile pour les scoliotiques.

Pour aller à cheval : s'asseoir en amazone, c'est-à-dire en travers, le côté gauche en avant ; on le voit, c'est la position ordinaire des demoiselles qui vont à cheval ; tenir la bride avec les deux mains et la tirer principalement de la main droite en contractant l'épaule droite et en la portant en arrière. Cette attitude est analogue à celle que nous recommandons pour jouer du piano (2) la tête doit être fortement tournée à gauche.

(1) Adapté à la position de la tête et du tronc.

(2) Dans tous ces mouvements, qui sont en même temps moitié attitude, il se produit le redressement des flexions des courbures vertébrales et le mouvement de rotation du tronc qui efface la flexion de torsion de la colonne lombaire. Ils sont très commodes pour les scoliotiques, leur semblent naturels et les soulagent beaucoup, parce que plusieurs d'entre eux, en plus de leur efficacité, peuvent être facilement pratiqués depuis le matin jusqu'au soir.

CHAPITRE XXXVII

—

Il se compose d'un fauteuil ordinaire et de quelques tubes de caoutchouc transversalement tendus en avant entre les bras du fauteuil et d'un livre de petit format, mais très épais.

Le malade, en s'asseyant, applique le tube de caoutchouc contre son bassin ; il place ensuite le livre entre le caoutchouc et la fesse droite, un peu en arrière et en dehors ; il doit faire alors de temps en temps des efforts volontaires de pression avec son bassin contre le livre poussé par le caoutchouc ; mais indépendamment de ces efforts volontaires, le malade fait contre le livre des efforts instinctifs par lesquels le bassin se redresse, perd son inclinaison ou même s'incline en sens inverse de son inclinaison pathologique ; cet appareil fait instinctivement pousser le bassin de gauche à droite comme dans le mouvement orthopédique de Bouvier art. Rachis p. 642, *Dict. encycl. des sc. méd.*

Si l'on examine l'attitude du malade nu et soumis à cet appareil, on voit qu'elle est meilleure, et il est facile de s'assurer que *les muscles du côté de la concavité lombaire qui, avant l'application de ce léger appareil, sont durs du côté concave, deviennent, pendant l'application du caoutchouc, entièrement relâchés, et que les muscles de la convexité se contractant, diminuent la flexion de la courbure lombaire, le tronc s'inclinant à gauche.*

Cet appareil peut rester appliqué plusieurs heures par jour, moyennant de courts intervalles de repos. Car la pression du caoutchouc est douce et graduée selon que le malade presse plus ou moins fortement contre le livre, s'enfonce plus ou moins dans le fauteuil. Comme la pression du livre longtemps continuée exactement au même point pourrait devenir désagréable, le malade remuera le livre de temps en temps et le placera tantôt un peu plus en avant, tantôt un peu plus en arrière sur là fesse.

Pendant que s'exerce cette pression élastique, si l'on se redresse légèrement sur les pieds de façon à soulever le bassin un peu au-dessus du siège du fauteuil et que, dans cette position, l'on pousse fortement contre le livre, l'appareil acquiert encore alors une plus grande efficacité. Cet effort puissant sera exécuté de temps en temps.

Quoique l'appareil agisse parfaitement, même sans efforts volontaires de la part du malade, il est bon, je le répète, de joindre assez fréquemment ces efforts volontaires aux efforts instinctifs.

A Jules Guérin revient l'honneur d'avoir le premier cherché à tirer partie de l'inclinaison du bassin au point de vue thérapeutique ; Duchenne de Boulogne adopta les idées de Jules Guérin. L'appareil que je viens de décrire agit avec une plus grande efficacité que le siège incliné de Jules Guérin. Il agit contre la scoliose comme les meilleurs exercices suédois, outre qu'il a l'avantage de la simplicité, qu'il n'exige le concours d'aucun aide et qu'il est immédiatement compris du sujet qui peut y rester soumis des heures entières.

Les scoliotiques peuvent pendant cet exercice disposer entièrement de leurs bras, lire, écrire, jouer du piano, coudre, tricoter, etc.

Dans la scoliose, le menton et la tête ont une mauvaise attitude ; l'on trouve généralement comme dans la lordose la tête penchée en avant et le menton trop porté en avant. Il y a dans la grande majorité des scolioses une forte cambrure aux lombes ; cela explique en partie l'efficacité de cet appareil qui agit à la fois sur la cambrure et sur la flexion latérale.

M. Dally a essayé notre appareil sur plusieurs malades et en a aussi obtenu d'excellents résultats. M. le Dr Desprez à l'Hôpital Cochin avait bien voulu l'essayer sur une jeune malade chez laquelle il réussissait parfaitement. Malheureusement la malade fut à ce moment atteinte d'une pneumonie et le traitement ne put être continué.

CHAPITRE XXXVIII

—

DE LA NATATION, DE L'ESCRIME ET DU JEU DE
BILLARD DANS LE TRAITEMENT DE LA SCOLIOSE
ORDINAIRE.

(Convexité dorsale tournée à droite, convexité lombaire
tournée à gauche).

1° NATATION. — Dans la pénurie des mouvements
orthorachidiques, la natation a été vantée par Delpech, Bouvier et la plupart des médecins ; elle bénéficie des avantages de l'attitude horizontale, mais elle
a pour inconvénient d'exagérer l'ensellure lombaire,
élément nuisible de la scoliose. Je lui reproche également d'enlever aux pieds toute fixité. Or, nous
savons l'extrême importance qu'il faut donner au
point d'appui fixe fourni aux pieds sur le plan
incliné, sur le lit ou dans la station assise ou debout.

Je suis néanmoins partisan de la natation pratiquée
dans des conditions spéciales, c'est-à-dire remplissant les principales conditions de la plupart des
mouvements orthopédiques ; c'est le mode de natation appelé le « nager de côté, » qui ressemble un
peu à la coupe, et pratiqué d'un seul côté que je
préconise.

Description du mouvement. — Le bras gauche
fortement allongé dans la position horizontale et le
corps effacé comme dans l'escrime, la tête inclinée

sur le bras gauche et un peu tordue de ce côté, la progression s'exécute par des mouvements brusques d'avant en arrière du membre supérieur droit qui remplit le rôle de rame. Par l'inclinaison de la tête et sa torsion à gauche, la courbure cervico-dorsale est atténuée ; par l'effacement du buste, les muscles de la convexité latérale lombaire se contractent et les mouvements répétés du bras droit provoquent la contraction synergique des muscles spinaux de la convexité dorsale ; par la position du bras gauche fortement allongé en avant, se produit également la diminution de la courbure dorsale.

Il est facile de voir que la natation ainsi pratiquée a quelque analogie avec les modifications que j'ai apportées au mouvement de Kjœstadt.

La natation pratiquée sur un pliant exagère beaucoup la cambrure, car les muscles sacro-lombaires se contractent violemment, et les reins se creusent pour maintenir dans l'horizontale le train postérieur et la partie antéricure du corps qui, surplombant, tendent à s'abaisser tandis que dans l'eau, par le déplacement du liquide, ils perdent énormément de leur pesanteur.

2° Escrime. — L'escrime *pratiquée de la main gauche* a été préconisée par le docteur Lachaise ; Bouvier, Bouland, et la plupart des médecins ont exprimé de grandes réserves sur l'utilité de l'escrime ; d'autres médecins l'ont niée.

Avec les modifications que je lui fais subir, elle est réellement utile contre la scoliose commune.

La garde se prend en sept temps après l'exécution de certains mouvements préparatoires (1).

Escrime pratiquée de la main gauche. — Mouvements préparatoires. — Les pieds placés en équerre, tourner fortement la tête à gauche et effacer le buste ; il se produit : 1° par la torsion du cou à gauche une diminution de la courbure cervico-dorsale ; 2° par l'effacement du buste, la contraction des muscles de la convexité lombaire à gauche.

Mise en garde en sept temps. — Nous passons sous silence les deux premiers temps ; au troisième temps, le mouvement de projection du bras gauche à droite, le bras droit près du corps, est utile.

Quatrième temps : « Elever l'épée en ployant les bras, et, les passant près du corps, la placer horizontalement au-dessus de la tête, les bras allongés. » Ce quatrième temps, qui diminue à la fois toutes les courbures, est excellent et constitue un moyen orthopédique de premier ordre pour redresser le rachis ; c'est là vraiment le point capital, et le reste de l'escrime ne devra guère être qu'un prétexte pour distraire de la répétition fréquente de la mise en garde, tout en ayant soin cependant de prolonger la durée du quatrième temps et d'allonger vigoureusement les deux bras, de façon à porter les mains un peu en arrière et le plus haut possible au-dessus de la tête.

Aussi pour remplacer l'escrime dans le traitement des demoiselles, je fais exécuter le mouvement suivant : 1° Placer les pieds en équerre, tourner forte-

____

(1) Nous empruntons cette division à un manuel d'escrime de la librairie militaire Baudoin.

ment la tête à gauche et effacer le buste (de façon que
le diamètre antéro-postérieur de la tête et le diamètre transversal du buste soient dans la direction du
pied gauche, c'est-à-dire perpendiculaire au pied
droit ; 2° placer les mains à droite de la même manière qu'au troisième temps de l'escrime, c'est-à-dire
la main gauche près de la hanche droite, les ongles
en dessous, le dessus des doigts de la main droite
posé sur la main gauche ; 3° élever les mains en les
faisant passer devant l'épaule droite pour les placer
au-dessus et un peu en arrière de la tête en allon-
geant pendant quelques instants très vigoureusement
les deux bras : 4° porter la hanche droite à droite, ou
porter sans l'incliner le tronc un peu à gauche.

Je passe sous silence les trois autres temps.

Il est très important pour le scoliotique de porter le
buste tout d'une pièce à gauche, de pousser à droite
la hanche droite, de façon que le membre inférieur
droit soit oblique de haut en bas et de droite à gauche. La garde est ainsi moins gracieuse, mais elle
devient utile ; sans cette modification, au lieu d'effacer
la courbure scoliotique lombaire, elle l'exagère.

Lorsque le malade se fend, on lui fait la recom-
mandation de fléchir un peu moins que d'habitude
la jambe gauche sur le pied et surtout de porter un
peu plus le buste à gauche ; sans ces précautions, la
fente, au lieu de diminuer, augmente la concavité
scoliotique lombaire.

Au moment où le malade se fend, il se produit vers
la gauche une impulsion du bras gauche qui entraîne
le buste du même côté, comme dans la modification

que nous avons apportée au mouvement de Kjœstadt.

Dans la position de la mise en garde, avoir bien soin de pousser à droite le bassin par l'obliquité du membre inférieur droit et tenir l'épaule et le bras droits un peu plus en arrière pour maintenir et redresser la convexité scoliotique dorsale et l'empêcher de fléchir à gauche.

3° JEU DE BILLARD. — Le jeu de billard exécuté de la main droite est utile contre la scoliose ordinaire : 1° il détord le cou en portant vigoureusement la face à gauche et redresse ainsi la courbure cervico-dorsale ; 2° avec un peu d'application, c'est-à-dire en raidissant légèrement l'épaule droite, il est facile de tirer parti des mouvements antéro-postérieurs du bras droit qui font contracter les muscles spinaux de la convexité dorsale scoliotique ; 3° le buste s'effaçant légèrement produit un certain degré de détorsion de la courbure lombaire.

CHAPITRE XXXIX

—

MODE D'ACTION DU CORSET ORTHOPÉDIQUE DANS
LA SCOLIOSE COMMUNE

Convexité dorsale tournée à droite, convexité lombaire
tournée à gauche).

Le corset orthopédique a pour but, comme le corset ordinaire, de maintenir le buste et d'en embellir la forme ; tandis que dans l'état normal, de simples baleines, reliées entre elles par un tissu, suffisent pour obtenir ce résultat, il faut, dans l'état pathologique, donner beaucoup plus de puissance au corset. Nous nous proposons de démontrer qu'il suffit, dans la plupart des cas, de faire descendre le corset plus bas que le corset ordinaire, c'est-à-dire qu'il prenne bien appui sur les hanches en les emboîtant, qu'il soit renforcé par des buscs plus résistants et qu'au moyen d'un lacet ordinaire ou d'une série de boucles on peut graduer facilement la pression qui diminue le diamètre transversal du buste, ou qui, autrement dit, amincit celui-ci.

Mode d'action. — Le corset doit être muni de deux buscs latéraux ou tuteurs plus puissants que les autres, pour étayer solidement les flexions ou inclinaisons latérales du buste. Mais grâce à la pression latérale que l'on peut exercer par ces tuteurs, en resserrant le lacet, on diminue les flexions. Le resserrement du lacet rapproche les œillets, et ceux-ci, par le tissu du corset, entraînent vers l'axe spinal les deux tuteurs latéraux qui, pour se rapprocher l'un de l'autre, amincissent la taille et diminuent le diamètre transversal de la poitrine. Cet amincissement provient, en partie, de l'abaissement des côtes et, en partie, du redressement des courbures latérales. Il est facile de comprendre qu'une tige sinueuse non rigide, fixée en bas, libre en haut, si elle est soumise à deux pressions latérales opposées et parallèles, tendra à prendre la direction verticale, à s'allonger par en haut (1).

Le rachis avec ses flexions entouré d'un corset, est une tige sinueuse soumise à des pressions latérales qui donnent le résultat que nous venons de signaler. Ces courbures sont soumises à la pression de tuteurs latéraux. Le tuteur latéral droit pousse à gauche l'extrémité supérieure de la courbure lombaire ; le tuteur latéral gauche pousse à droite l'extrémité supérieure de la courbure dorsale. Lorsque le tuteur gauche pousse le buste à droite, s'il n'y avait

(1) *Expérience.* — Entre deux petites planches posées verticalement sur une table, appliquer un arc de cerceau ou un segment de cercle en fer, et exercer une pression latérale de dehors en dedans sur chacune des deux planches, immédiatement l'extrémité supérieure de l'arc de cerceau s'élève, l'arc s'ouvre et la corde qui le soutient augmente de longueur. Les courbures scoliotiques représentent une série d'arcs soumis par les tuteurs latéraux du corset à une pression qui agit sur eux de la même manière et qui allonge la colonne vertébrale. Mais il faut remarquer que la courbure cervico-dorsale se trouvant au-dessus du corset n'est modifiée que par compensation.

pas la résistance du tuteur droit, la courbure lombaire serait augmentée et il y aurait un déjettement de tout le buste à droite, la dorsale restant à peu près la même ; la pression du tuteur droit, sans la résistance du tuteur gauche, produirait un déjettement de tout le buste à gauche par lequel serait redressée la colonne lombaire, la dorsale n'étant influencée que par compensation ; mais les deux tuteurs, par le resserrement du lacet (1), se rapprochent de l'axe spinal, n'opposent pas une simple résistance de l'un à l'autre, mais attaquent les courbures par leurs deux extrémités, c'est-à-dire de chaque côté ; ainsi la courbure dorsale subit à sa partie moyenne et à sa partie inférieure une impulsion vers la gauche, par l'intermédiaire des côtes, à l'état de gibbosité et son extrémité supérieure, également par l'intermédiaire des côtes qui lui correspondent du côté gauche, est poussée à droite par le tuteur gauche ; pressée de chaque côté, ne pouvant aller ni à droite, ni à gauche, la colonne dorsale glisse en haut par suite de la transformation du mouvement transversal en mouvement oblique ascendant. La pression du tuteur droit sur la gibbosité dorsale a un effet double : 1° en pressant de droite à gauche la gibbosité, elle pousse tout le buste à gauche, et cette impulsion du buste à gau-

(1) Comme dans le corset de Ducresson, ou par la traction de bandes élastiques postérieures diversement placées, mais tendant toujours par leur traction transversale ou oblique à tirer de dehors en dedans les tuteurs latéraux ou les plaques de pression et à les rapprocher ainsi de l'axe spinal. (Corset de Duchenne, etc.)

che se produit par le redressement de la convexité lombaire ; 2° cette même pression tend à ouvrir la convexité dorsale, dont l'extrémité supérieure est repoussée à droite par la partie supérieure du tuteur gauche ; nous avons ainsi le redressement, ou plutôt, la diminution de la courbure lombaire et de la courbure dorsale.

Le corset empêchant la mauvaise tenue, c'est-à-dire les grands déjettements à droite et à gauche, s'oppose ainsi légèrement aux flexions qui jouent un si grand rôle dans l'évolution de la difformité, et cet effet n'est pas à dédaigner.

La pression dorsale agit donc surtout sur l'extrémité supérieure de la courbure lombaire et redresse l'inclinaison dorso-lombaire. La pression axillaire produite par l'extrémité supérieure du busc ou tuteur gauche, redresse l'extrémité supérieure de la courbure dorsale et l'inclinaison cervico-dorsale (1).

Note. — Le corset ordinaire, et à plus forte raison le corset orthopédique, empêchent les mouvements de la colonne lombaire et surtout sa rotation et sa flexion latérale. Or, comme dans la marche et dans une foule de mouvements debout ou assis, la rotation de la colonne lombaire s'ajoute à la rotation du

(1) En outre, je conseille vivement d'adapter à tous les corsets une bande de tissu élastique ou bretelle axillaire qui partant en arrière de la partie supérieure et médiane du corset contourne chaque épaule et revient par les aisselles se fixer à son point de départ après avoir été préalablement tendue. De cette manière les épaules se trouvent portées en arrière comme avec le huit de chiffre de Bouvier et Bouland, la bretelle américaine et le corset de Chance.

cou et de la tête à droite ou à gauche ; ce mouvement, ainsi que nous l'avons dit, à propos de la cambrure, est suppléé par une rotation qui se passe dans les articulations médio-tarsiennes et à la tête et au cou par des efforts de torsion plus accentués. Les mouvements des lombes étant gênés (1) par cette sorte d'ankylose artificielle produite entre les côtes et le bassin par le corset, il en résulte que les mouvements communiqués pendant la marche au rachis par les membres inférieurs, au lieu de se perdre dans les articulations lombaires, se transmettent par la colonne dorsale à la colonne cervicale et à la tête, qui exécute de très légers mouvements antéro-postérieurs et latéraux, qui pour être presque imperceptibles n'en donnent pas moins à l'allure quelque chose de raide et de saccadé qui diminue le liant et la grâce des mouvements.

(1) Les mouvements d'inclinaison latérale des lombes ont pour effet dans les actes de préhension de porter la main plus loin à droite ou à gauche ; de même que la rotation des lombes faisant pivoter le thorax et la tête sur le bassin a pour effet de mettre à point les organes visuels dans un espace beaucoup plus étendu.

CHAPITRE XL

—

COMPARAISON DU CORSET ET DES MOUVEMENTS ORTHOPÉDIQUES

L'état général joue un rôle énorme dans les déviations que l'on voit augmenter rapidement sous l'influence d'une indisposition, au moment des règles ou après des travaux physiques ou intellectuels fatigants, par les privations mêmes les plus légères (1) et à plus forte raison sous l'influence de maladies graves. Par ces diverses causes, nous avons une diminution de la force et de la tonicité musculaire, ainsi que des modifications de la déviation qui prouvent l'influence puissante de l'état général.

Mille causes peuvent donc faire varier la force du muscle et, avec elle, la déviation ; tandis que la résistance osseuse représentée par le poids du rachis et des parties qu'il soutient reste la même.

La tenue du rachis dépendant étroitement des muscles qui le meuvent, il faut se préoccuper constamment de ce fait pour ne pas être surpris par des aggravations ou des améliorations subites qui ne

(1) L'abbé de Fontenu, qui se mesurait plusieurs fois par jour, a constaté que la taille était plus grande après qu'avant les repas ; les muscles sont plus faibles à jeûn et par suite les flexions plus grandes.

sont explicables que par les fluctuations de la tonicité musculaire.

La puissance et la tonicité musculaires diminuant par des travaux d'esprit ou de corps trop fatigants, par des attitudes trop prolongées, telles que les attitudes scolaires, il est donc indispensable de restreindre les travaux des scoliotiques et de leur éviter des attitudes trop longtemps soutenues (1). Mais ce n'est pas à dire pour cela qu'il faille tomber dans l'excès opposé réalisé par le corset, qui, tenant la colonne dans une immobilité trop grande, produit, comme le défaut d'exercice le fait toujours, une sorte d'atrophie musculaire et par suite, une diminution de cette puissance des muscles si utile comme nous venons de le dire.

Un fonctionnement trop grand des muscles spinaux, produit par la fatigue une diminution passagère de la force, et pendant tout le temps que dure cette diminution de la force musculaire il existe une

(1) Les ennuis produisent une dépression morale et physique, une diminution de la tonicité musculaire et une tendance à l'abattement et à la cyphose; tandis que la gaîté et le contentement favorisent le redressement et la rectitude. Avec les idées tristes on se ratatine, on se voûte, on s'affaisse, on réduit pour ainsi dire l'action musculaire à sa plus simple expression. Tandis qu'avec la gaîté et le contentement, on redresse la tête et le dos ; la poitrine se dilate, on s'épanouit ; on s'ouvre pour ainsi dire au plaisir et l'on porte à son maximun l'action musculaire. En somme, le moral en orthopédie rachidienne est un élément important qu'il faudra soigner par des distractions bien entendues pour éviter la dépression de l'ennui et de la tristesse qui équivaudrait par ses conséquences (attitudes passives, inclinaison latérale exagérée, cyphose, mauvaise tenue, etc.) à une véritable faiblesse musculaire.

tendance aux mauvaises attitudes provisoires, tandis que, sous l'influence du corset, un fonctionnement trop restreint ou nul conduit à une atrophie relative, à une diminution définitive de la force musculaire et à des mauvaises attitudes permanentes. Il y a un juste milieu où il faut se placer pour éviter le fonctionnement trop prolongé et trop fatiguant des muscles spinaux, c'est de les soulager par le corset une partie de la soirée, quand le corps est déjà fatigué des travaux de la journée ; mais il est infiniment préférable de les soulager par la variation et la multiplicité des attitudes (1), c'est pourquoi, pendant les classes, il faut permettre à tous les enfants, déviés ou non, une très grande mobilité ; car si les attitudes scolaires sont plus nuisibles que les autres pour le rachis, c'est en partie parce qu'elles sont plus prolongées, que pour cette cause elles entraînent rapidement la fatigue des muscles, que l'attitude du rachis, de musculaire ou active, devient ainsi fréquemment passive ou ligamenteuse, et que les attitudes du rachis confiées aux ligaments constituent des inclinaisons, des flexions plus étendues que les attitudes actives ou musculaires et partant sont beaucoup plus nuisibles, beaucoup plus capables de produire ou d'augmenter les déviations.

L'écriture inclinée à droite, c'est-à-dire l'anglaise, qui est, je crois, la principale cause de la scoliose commune, est essentiellement déformante parce

---

(1) J'ai montré précédemment par quels artifices j'ai transformé la plupart des attitudes et notamment des attitudes scolaires en attitudes orthopédiques.

qu'elle produit, pour accommoder les yeux à la direction des jambages des lettres, l'inclinaison et la torsion de la tête à droite, véritable courbure cervico-dorsale, qui par compensation s'accompagne de la courbure latérale dorsale et de la courbure latérale lombaire.

Le corset par l'intermédiaire des côtes soutenant les segments inclinés de la colonne empêche le tiraillement des ligaments du côté des convexités et diminuant le poids qui presse du côté concave, annule, en partie du moins, les effets du levier qui a pour longueur la distance qui sépare le centre de la concavité de la perpendiculaire abaissée du point le plus élevé de la courbure, point qui est chargé du poids des parties supérieures.

Les muscles de la convexité modèrent et règlent l'inclinaison pathologique et par leur contraction annulent, également en partie, les effets du levier que nous venons de décrire, et comme le corset empêchent surtout le tiraillement des ligaments du côté de la convexité du segment rachidien dévié, tiraillement qui, ainsi que nous l'avons démontré, joue un rôle considérable dans le processus de la difformité et de la torsion en particulier.

Expérience. — Soulever l'extrémité libre d'une tige inclinée dont l'autre extrémité est fixée à une planche par une charnière ; si vous mettez entre la planche et la tige près de la charnière un objet résistant tel qu'un morceau de bois, ou mieux, un appareil enregistreur, cet objet se trouve soumis à une pression égale au poids de la partie libre de la tige qui le dépasse augmentée par le bras de levier représenté par la distance qui sépare l'objet comprimé (1) de la verticale abaissée de l'extrémité supérieure de la tige ; si nous plaçons sous l'extrémité libre un tuteur immédiatement nous diminuons la pression occasionnée par l'inclinaison et le bras de levier qui en résulte. Si au lieu de mettre un tuteur en dessous, nous soutenons l'extrémité libre par un lien élastique ou non, fixé d'une part à la planche et à quelques centimètres en dehors de la charnière, et d'autre part à l'extrémité libre de la tige, nous diminuons énormément encore l'excès de pression qui résulte de l'inclinaison et du bras de levier qu'elle crée ; dans un cas l'objet comprimé, le tuteur placé sous la tige mobile représente le corset et agit comme lui en étayant ; dans l'autre, le lien élastique ou non, placé sur la tige agit plutôt à la manière des muscles de la convexité. La contraction des muscles de la convexité explique pourquoi les attitudes actives annulent les effets du levier produit par l'inclinaison et sont infiniment moins nuisibles (2) que les attitudes passives qui, en confiant la résistance aux ligaments, produisent des inclinaisons plus considérables et par ces ligaments des tiraillements des vertèbres du côté de leur convexité en distendant le côté convexe et favorisant le développement de la

(1) Dans notre comparaison, cet objet équivaut au côté concave de la vertèbre, la tige au segment rachidien incliné et le lien élastique aux ligaments de la convexité.

(2) A égale inclinaison du rachis.

vertèbre du côté de la base du coin ; ces tiraillements, ces tractions ligamenteuses ont un effet
opposé à la compression qui se produit du côté
concave aux sommets des coins vertébraux.

La corset a pour inconvénients d'affaiblir les muscles du rachis en restreignant ses mouvements et de
serrer trop les côtes par l'intermédiaire desquelles
il maintient les inclinaisons ; il a pour avantage sa
continuité d'action (1). Les muscles ont l'inconvénient de se fatiguer promptement et d'avoir une
action intermittente ; mais les avantages sont : l'augmentation de la force musculaire, la liberté du thorax, de l'abdomen et l'amélioration de l'état général.

Par l'exercice orthopédique des muscles, on a des
attitudes actives et la facilité consécutive du redressement.

Le corset, sorte d'appareil inamovible, maintenant
le rachis dans une inactivité relative, produit la faiblesse musculaire dont il résulte de fréquentes attitudes passives, des inclinaisons considérables et la
difficulté de plus en plus grande de se redresser par
les seules forces physiologiques des muscles spinaux
qui meuvent et maintiennent le rachis ; sans comp-
ter que même pendant son application, vu qu'il
n'agit sur les flexions que de très loin et d'une façon
très indirecte et insuffisante par l'intermédiaire des
côtes, le corset ne gêne pas beaucoup l'augmentation

---

(1) Et une certaine fixité de la cage thoracique utile pour certains mouvements orthopédiques pratiqués avec le corset.

de la déviation comme théoriquement il semblerait devoir le faire (1).

En général, chez les sujets faibles, on peut avec quelques avantages faire porter le corset pendant quelques heures le soir, pour soulager les muscles spinaux fatigués.

Dans le cas où la colonne vertébrale présente une grande laxité ligamenteuse qui se trahit par un excès de souplesse et par des flexions énormes, et aussi dans celui où, par suite d'un mauvais état général, la tonicité musculaire est extrêmement amoindrie, l'on est désappointé de voir combien l'action musculaire est passagère, et que le rachis ne conserve pas comme d'habitude, un certain temps, les effets que produisent les muscles spinaux dans les attitudes et mouvements orthopédiques. Dans ces cas, pour ne pas perdre le bénéfice de la gymnastique orthorachidique, l'on est forcé d'étayer, une grande partie de la journée, la colonne avec le corset, et le reste du temps de la débarrasser des effets nuisibles de la pesanteur par un décubitus horizontal prolongé; mais ces cas sont rares. Dans tous les autres cas, la multiplicité, la variété, la facilité d'exécution, le côté même amusant d'un grand nombre de mes moyens orthopédiques et leur application à toutes les attitudes scolaires ou non, donnent à mes traitements, non seulement l'efficacité d'une lutte presque permanente, mais encore l'attrait d'un amusement, et sont

(1) L'extrême insuffisance du corset a été tout récemment mise en évidence par Gueneau de Mussy.

ainsi une garantie de leur parfaite exécution, chose capitale si l'on considère que l'inconvénient des traitements par les anciens mouvements suédo-allemands ou français, sont, non seulement la rareté, la difficulté d'exécution des mouvements et attitudes préconisés, mais surtout la monotonie, l'ennui et la négligence, qui n'étaient, d'ailleurs, nullement compensés par l'efficacité insuffisante des moyens.

CHAPITRE XLI

—

Premier appareil. — Le docteur régent Andry, de la Faculté de Paris, vers le milieu du siècle dernier, à propos des enfants qui avancent trop le ventre ou qui se renversent trop en arrière, ordonne aux parents, si le plomb, dont il fait charger le derrière, reste inefficace ou ne peut être supporté, « d'avoir le soin continuel de pousser doucement sur le derrière de l'enfant. » *Orthopédie*, t. I, p. 82.

Cet exercice, auquel les médecins paraissent n'avoir pas attaché d'importance, puisqu'ils ne le mentionnent même pas, est pourtant excellent et supérieur aux exercices d'ailleurs peu nombreux conseillés par les auteurs contre la lordose; nous l'avons rendu tout à fait pratique et d'une grande efficacité en remplaçant les mains de l'aide par un simple tube de caoutchouc fixé en avant à un objet quelconque par ses deux extrémités, et par sa partie moyenne pressant en arrière sur le bassin.

Andry ne dit pas quelle doit être la position du malade, s'il doit se mettre assis ou debout, ou couché sur le ventre.

Nous avons reconnu qu'il doit être assis; car la pression élastique est alors beaucoup plus efficace.

Nous avons essayé la même pression sur le

lombes au milieu de l'ensellure lombaire ; elle était nuisible et augmentait la lordose en provoquant la contraction de la masse sacro-lombaire.

Le tube de caoutchouc agit avec d'autant plus d'efficacité qu'il est appliqué plus près des crêtes iliaques, c'est-à-dire du bord supérieur du bassin : il agit alors sur un bras de levier plus long représenté par toute la partie du bassin située au-dessus des cavités cotyloïdes ; nous avons essayé d'appliquer le caoutchouc sur la partie tout à fait inférieure des fesses, c'est-à-dire au-dessous d'un plan horizontal passant par les cavités cotyloïdes, alors l'ensellure diminuait aussi (1).

Voici maintenant l'appareil fort simple dont nous nous servions et qui nous permettait de lire et d'écrire pendant que la pression élastique s'exerçait en arrière sur notre bassin, sur nos fesses ; il nous suffisait de temps à autre de changer légèrement le caoutchouc de place, de le faire glisser un peu au-dessus ou un peu au-dessous de la ligne où il venait de presser, pour éviter ce que cette pression élastique longtemps continuée, exactement au même point, aurait pu avoir de désagréable.

Cet appareil se compose d'un fort tube de caout-chouc très élastique transversalement tendu tout à fait en avant entre les bras d'un fauteuil ordinaire.

Le malade, en s'asseyant, n'a qu'à se l'appliquer

---

(1) Mais par une autre cause, c'est-à-dire par la fixité du bassin et une plus grande assurance du maintien ; grâce à cette fixité du bassin, les muscles du rachis acquièrent plus de puissance, les courbures diminuent et le bassin se redresse par compensation.

contre la partie supérieure des fesses ; celles-ci subissent alors une pression élastique qui paraîtrait devoir augmenter l'inclinaison du bassin et l'ensellure lombaire, mais qui produit un effet opposé, parce qu'elle provoque les contractions des muscles grands fessiers et des muscles de la paroi antérieure de l'abdomen.

« Le corps ne manque jamais, sans même que nous y pensions, de se tenir de la manière la plus convenable pour se soutenir et il n'est personne, jusqu'au plus idiot, qui là-dessus ne prenne l'équilibre comme s'il en savait les règles. » Andry, *Orthopédie*.

C'est en modifiant les conditions de l'équilibre sur les ischions que le caoutchouc, par sa pression éminemment liante et élastique, provoque la contraction des muscles et une attitude opposée à celle de la lordose.

« Pour provoquer la contraction d'un ou plusieurs muscles synergiques, il suffit de produire artificiellement des mouvements contraires à ceux qu'ils déterminent. » Delpech, *Orthomorphie*, p. 143.

Voici la différence très nette qui existe dans le mouvement de flexion du tronc sur les cuisses, selon que les fesses sont libres ou qu'elles sont soumises à la pression du caoutchouc (nous rappelons que le malade est assis): d'abord, naturellement et sans la pression du caoutchouc, le mouvement de flexion du tronc se passe presque entièrement dans les articulations coxo-fémorales; pendant que le tronc se penche en avant, la cambrure, contrairement à ce qui se passe normalement, ne diminue pas sensiblement, thorax, colonne lombaire et bassin se mouvant comme une seule pièce autour des têtes fémorales.

Au contraire, grâce à la pression du caoutchouc, nous vîmes cette flexion se modifier en peu de jours, les mouvements se passer de plus en plus dans la colonne lombaire, celle-ci avec le sacrum se voûter chaque jour davantage en convexité postérieure, et finalement le bassin ne plus basculer, comme avant, au moindre mouvement antéro-postérieur du tronc.

Prise au dynamomètre, la pression que nous employions sur nous-même variait de 7 à 10 kilogrammes.

On augmente facilement la tension du caoutchouc en s'enfonçant davantage vers le dossier du fauteuil.

Avec des ressorts à boudins élastiques par pression, fixés d'une part au dossier d'une chaise à hauteur voulue du bassin et d'autre part à un croissant mobile rembourré destiné à presser sur les fesses, l'on aurait ainsi un appareil qui pourrait remplacer le caoutchouc.

L'on peut encore remplacer le caoutchouc par un système de contrepoids, comme l'a fait M. Paz, propagateur zélé et intelligent de tout ce qui touche à la gymnastique.

Mais le caoutchouc est préférable à cause de son élasticité et surtout de sa simplicité.

La pression élastique du caoutchouc n'est nullement gênante, et ce qui constitue un avantage immense sur les mouvements de la gymnastique suédo-allemande en général, c'est que l'on peut y rester soumis autant que l'on veut, et que l'on n'a besoin d'aucun aide ; souvent, nous l'avons gardée du matin au soir, sans fatigue ni gêne, éprouvant au contraire sous son impulsion agréable une sensation de délassement.

Deuxième appareil. — Un petit chariot mobile sur une caisse retenu en avant par un crochet ou par tout autre moyen et soumis en arrière à une forte traction clastique, tel est le modèle grossier, très simple, mais très efficace, que nous avions d'abord imaginé.

Le malade est assis sur le chariot ou siège mobile qui se compose de deux petits cylindres de bois entièrement libres et d'une planchette en bois simplement posée sur eux ; le mouvement est un mouvement pour ainsi dire double: les cylindres, étant libres, progressent en même temps qu'ils tournent et que la planche glisse sur eux.

Dès que le malade soulève l'arrêt qui retient le chariot, le bassin, par l'intermédiaire du chariot, se trouve soumis à la traction élastique et celle-ci provoque dans les muscles de la région postérieure de la cuisse et dans les muscles congénères une réaction énergique qui a pour effet de rapprocher les ischions, point mobile, des jambes, point fixe, et de faire ainsi exécuter au bassin un mouvement de bascule qui a pour effet de diminuer considérablement l'ensellure lombaire.

La traction s'exerce au moyen de tubes de caoutchouc horizontalement tendus d'avant en arrière et fixés à l'extrémité postérieure d'une tige antéro-postérieure horizontale attenant à la caisse.

Grâce à la pression que le poids du tronc exerce sur le siège mobile ou chariot, celui-ci suit les mouvements que communiquent au bassin les muscles de la région postérieure des cuisses, de même que le bassin subit la traction exercée en arrière sur le chariot. Cette traction doit varier selon l'âge et la vigueur du sujet.

Prise au dynamomètre, la traction que nous employions était de 10 à 20 kilogrammes.

On pourrait ici, comme dans l'appareil précédent, remplacer le tube de caoutchouc par des ressorts à boudin ; mais le caoutchouc a l'avantage d'être très doux, très liant et surtout très simple d'application.

Remarques. — 1° L'appareil doit être peu élevé, pour que les ischions appuient seuls sur le chariot et que le jeu des muscles de la région postérieure de la cuisse soit très libre ; ou bien, si l'on donne à l'appareil la hauteur d'un siège ordinaire, il faut soulever les pieds avec un tabouret.

2° Si l'on palpe les tendons des muscles de la région postérieure de la cuisse sur les côtés du creux poplité, pendant que l'appareil est en activité, l'on sent qu'ils sont fortement tendus.

3° Nous ferons remarquer que l'élasticité des tubes de caoutchouc ne diminue que faiblement sous l'influence d'un usage longtemps prolongé, de sorte que le même tube peut servir amplement pour toute la durée d'un traitement ; les auteurs qui prétendent le contraire n'ont probablement pas fait un usage prolongé du caoutchouc dont ils se sont servis. D'ailleurs, il importe que les tubes que l'on demande soient en caoutchouc vulcanisé gris ou rouge, très élastique, et l'on ne trouve guère ces bonnes préparations de caoutchouc que chez les marchands d'instruments de chirurgie.

Les tubes que les industriels vendent pour la conduite du gaz sont si peu élastiques, qu'ils sont tout à fait impropres au traitement des déviations.

Fauteuil. — Nous avons fait construire par M. Dupont, fabricant de fauteuils orthopédiques à Paris, un fauteuil tout à fait semblable par le mécanisme à l'appareil que nous venons de décrire ; son mécanisme est entièrement caché aux yeux, son siège est muni en dessous de galets qui roulent sur des plaques de cuivre, et deux forts tubes de caoutchouc pleins exercent la traction; pendant le fonctionnement de l'appareil, il faut avoir la face postérieure des jambes appliquée contre la paroi antérieure du fauteuil, pour qu'une partie de l'effort ne se passe pas dans les muscles de la région jambière antérieure.

Avec les muscles de la région postérieure de la cuisse se contractent les muscles congénères, muscles de la paroi antérieure de l'abdomen qui concourent à diminuer l'inclinaison du bassin et à rapprocher le pubis de l'appendice xyphoïde.

Avant d'imaginer cet appareil, nous avions essayé l'exercice suivant dans le but de développer les muscles postérieurs de la cuisse : un tube de caoutchouc tendu entre les deux pieds antérieurs de la table où nous écrivons, et pressant sur la face postérieure des jambes (nous étions assis) provoquait la contraction des muscles de la région postérieure des cuisses, qui rapprochaient ainsi les jambes, points mobiles, des ischions, points fixes. Cet exercice est mauvais et pourtant il met en contraction les muscles de la région postérieure des cuisses.

C'est qu'ici il faut tenir compte des forces musculaires qui interviennent pour immobiliser le bassin, et qui augmentent la cambrure.

Le fauteuil à siège mobile produit assez rapidement la fatigue des muscles qu'il met en jeu et demande de fréquents intervalles de repos. Pour cela on fixe le siège avec l'arrêt. Avec cet appareil très puissant, on a une gymnastique facile, précise, que le malade ne peut pas ne pas faire et pour laquelle il n'a qu'à s'asseoir ; une force le provoque, et il réagit instinctivement ; les mouvements sont insignifiants, presque invisibles, et néanmoins la lutte instinctive de la part du malade contre le caoutchouc est énergique parce qu'il lutte contre une traction élastique puissante (16 à 20 k.) (1). Ce fauteuil extérieurement ressemble tout à fait à un fauteuil ordinaire ; outre son action puissante, c'est une sorte d'amusement que d'y rester assis, soumis à l'agréable traction de son siège mobile.

Troisième appareil.— Cet appareil n'est autre chose qu'une chaise présentant à 15 ou 20 centimètres en

(1) Pour un adulte.

avant du dossier une tige transversale fixée à peu près au niveau des angles inférieurs des omoplates.

Le malade est assis, le tronc incliné en avant, de façon que dans sa partie inférieure il dépasse en arrière la tige transversale de 10 ou 15 centimètres. Le dos appuie alors contre celle-ci pendant que le bassin, glissant en avant, exécute un mouvement de bascule qui diminue considérablement l'ensellure lombaire.

La tige transversale presse ainsi contre la cyphose de compensation que présente la lordose pendant que celle-ci diminue elle-même par le glissement de la partie inférieure du tronc en avant.

A part une légère contraction des triceps fémoraux qui est produite par l'effort léger que fait le malade pour se soulever légèrement au-dessus du siège et presser plus fortement avec le dos contre la tige transversale, les muscles de la paroi antérieure de l'abdomen sont les seuls qui se contractent dans cet exercice. Cependant vers la fin, quand le bassin a glissé bien en avant de la tige transversale, l'on sent se produire sous la main qui les palpe un durcissement des grands fessiers.

Le siège de la chaise doit être plus long d'arrière en avant que celui d'une chaise ordinaire, pour que le bassin et la partie inférieure du tronc aient une plus forte excursion à faire ; car c'est vers la fin, quand les pieds et la partie inférieure du tronc, par une série de petits mouvements, se sont portés en avant, c'est alors que cet exercice acquiert sa plus grande efficacité, et, si le parquet est glissant ou si le siège n'est pas assez long d'avant en arrière, on ne peut pas juger de toute l'efficacité de cet exercice ; (le dossier de la chaise doit avoir pour point d'appui un meuble ou le mur.)

La partie supérieure du tronc qui appuie contre la tige transversale doit, pendant que s'accomplit cet exercice, rester légèrement penchée et inclinée en avant, toujours appuyée en arrière contre la tige transversale.

Il n'est pas indispensable de faire construire une chaise avec une tige transversale ; une simple caisse peu élevée, enfoncée de quinze ou vingt centimètres sous une table, atteint le même but que la chaise ; le rebord de la table remplace la tige transversale ; il importe que la caisse et la table ne glissent pas sous l'influence des efforts ; pour cela la table sera placée contre le mur, chargée d'un certain nombre de livres et la caisse sera lestée avec quelques objets pesants que l'on mettra dans son intérieur.

Quatrième exercice. — Il nous a été inspiré par le deuxième appareil. Comme dans celui-ci, la jambe étant le point fixe et l'ischion le point mobile, les muscles postérieurs de la cuisse se contractent énergiquement, mais ici, au lieu des agents élastiques, c'est le propre poids du sujet qui provoque la contraction de ces muscles.

L'appareil se compose d'une planche transversale supportée par deux montants latéraux à la hauteur de cinquante ou cinquante-cinq centimètres au-dessus d'un plan incliné.

Le malade, placé sur le dos, applique la face postérieure des jambes sur la planche transversale où il la maintient appliquée, pendant que la partie inférieure du tronc détachée du plan incliné provoque, par son propre poids, la contraction des muscles biceps, demi-tendineux, demi-membraneux ainsi que de quelques-uns de leurs congénères ; les cuisses sont verticales dans cet exercice, qui est, sous tous les rapports, très inférieur aux autres.

Cinquième exercice. — Pour cet exercice, il suffit d'un plan horizontal présentant deux points d'appui fixes, l'un pour le dos et l'autre pour les pieds ; le malade est couché sur le côté ; la partie inférieure du tronc dépasse en arrière le point d'appui dorsal, les cuisses sont fléchies sur l'abdomen et les jambes sur les cuisses, à peu près à angle droit : le point d'appui inférieur et les pieds doivent être en contact dans cette attitude. Le dos et les pieds appuient alors fortement chacun contre leurs points d'appui respectifs pendant que la partie inférieure du tronc glisse en avant ; on peut sur le lit remplacer les points d'appui par l'artifice suivant : avec un des bras, le bras opposé au côté sur lequel on est couché, on fait derrière le dos, en appuyant fortement sur le matelas, un point d'appui fixe pour le dos, et, si l'on presse légèrement avec un pied obliquement de haut en bas sur le matelas, l'on a ainsi un point d'appui suffisamment fixe pour exécuter le mouvement que nous préconisons. Cet exercice est très utile contre la scoliose.

L'on n'a qu'à rester immobile après avoir exécuté ces exercices, pour se trouver dans une attitude excellente contre la lordose, attitude très facile à conserver.

Sixième exercice. — Pour la lordose due à la prédominance d'action des muscles de la masse sacro-lombaire, c'est-à-dire des extenseurs du tronc sur le bassin, il nous vint à l'idée de renforcer par des poids les muscles fléchisseurs du tronc.

Des livres, des poids furent placés sur l'abdomen, retenus par le paletot (nous étions debout dans ces recherches); deux petits sachets contenant du plomb de chasse furent suspendus devant l'abdomen, aux deux extrémités d'une bande embrassant le cou en arrière par sa partie moyenne ; nous fîmes ainsi un certain nombre d'essais, dans lesquels les divers objets produisaient uniquement par leurs poids un certain soulagement. Toujours dans le but de venir en aide aux fléchisseurs du tronc, nous essayâmes l'action d'un tube de caoutchouc fixé en avant à la rampe d'une fenêtre et par sa partie moyenne embrassant le dos; il était logique de penser que le tube de caoutchouc, poussant le tronc d'arrière en avant, produirait le même résultat que les poids suspendus devant l'abdomen, et viendrait comme eux en aide aux fléchisseurs ; il n'en fut rien ; au contraire, le caoutchouc, tirant sur le dos d'arrière en avant, provoque la contraction de la masse sacro-lombaire et augmente la lordose.

Action des tumeurs abdominales, de la grossesse et de l'obésité sur la cambrure. — La grossesse, par cela même qu'il reste après elle un certain relâchement des parois du ventre, peut être considérée comme une cause prédisposante ; mais, tant que l'accouchement n'a pas lieu, le fœtus, tout à fait assimilable à une tumeur abdominale, prévient par son poids la cambrure, d'après le mécanisme que nous avons exposé plus haut.

Quand la nature met normalement ou pathologiquement un supplément de poids du côté de l'abdomen, c'est-à-dire du côté de la flexion, la courbure physiologique lombaire est diminuée ; le dos, les fesses et les lombes se trouvent à peu près sur le même plan ; le bassin se redresse et, par son extension sur les cuisses, recule en arrière la ligne de gravité du tronc ; un fil à plomb descendant du point le plus reculé du dos tombe moins en avant ou tombe même en arrière du sacrum, tandis que dans la lordose, dont le mécanisme est le même que celui de la cambrure, le fil à plomb tombe toujours bien en avant sur le sacrum.

L'obésité et les tumeurs abdominales volumineuses peuvent par leur longue durée contribuer à la formation d'une lordose, c'est alors une lordose analogue à celle que produit la prédominance de puissance du côté de la flexion (paralysie des muscles de la masse sacro-lombaire, si bien décrite par Duchenne de Boulogne).

De même que le mécanisme de la lordose par paralysie des fléchisseurs du rachis et celui de la lordose par pure prédominance des extenseurs sans paralysie des fléchisseurs sont identiques, ainsi la prédominance de puissance de côté de la flexion pourrait-elle produire une lordose analogue par le mécanisme à celle qu'engendre la paralysie de la masse sacro-lombaire, puisque dans les deux cas, — paralysie de la masse sacro-lombaire — ou ascite, grossesse, tumeurs abdominales, obésité, la puissance est augmentée du côté de la flexion, le centre de gravité du tronc est reculé, reporté en arrière non pas par la contraction exagérée de la masse sacro-lombaire, mais par un mouvement de bascule du bassin, qui diminue d'inclinaison, qui se redresse et porte ainsi plus en arrière des cavités cotyloïdes l'angle sacro-vertébral.

Un simple tube de caoutchouc, passant en arrière sur le cou et par ses deux extrémités fixé par un nœud en avant à la partie médiane de la ceinture du pantalon et exerçant dans le sens des muscles de l'abdomen, c'est-à-dire de haut en bas, une traction de 1 kilogr. environ (1), prise au dynamomètre, tel est l'appareil très simple que j'ai employé et qui dans la cambrure jouit d'une certaine efficacité.

(1) Fraction pour un adulte.

CHAPITRE XLII

—

TRAITEMENT DES DÉVIATIONS DU RACHIS CAUSÉES PAR L'INÉGALITÉ CONGÉNITALE DES MEMBRES INFÉRIEURS, PAR DELPECH (1).

« L'inégalité de longueur des deux membres inférieurs, soit qu'elle provienne de la première conformation, soit qu'elle résulte de l'influence d'une affection quelconque qui, ayant existé en bas âge et s'étant prolongée, a enrayé le développement tout entier du membre intéressé, est déjà une difformité : elle est choquante, par l'altération qu'elle apporte dans les fonctions ; elle est fâcheuse, par la fatigue qu'elle procure à tout le reste du squelette ; elle est dangereuse, par les difformités nouvelles dont elle peut introduire la nécessité. Il est donc nécessaire d'y remédier ; et l'on ne doit pas attendre d'avoir à déplorer, ou seulement à craindre, des difformités nouvelles. Rien ne peut changer, sans doute, l'ordre anormal de la nutrition : en bas âge, des liniments, des frictions, des douches de vapeurs de diverses sortes, le massage, etc., pourraient bien n'être pas sans influence, et ne doivent jamais être négligés. Mais, les résultats ne peuvent manquer d'être toujours au-dessous du besoin, et des soins

(1) *Orthomorphie*, t. II.

d'une autre espèce deviennent indispensables. Nous ne manquons pas de conseiller, en pareil cas, et aussitôt que nous en avons la liberté, d'user d'un talon, ou d'une semelle entière de liège, pour suppléer à la longueur qui manque au nombre inférieur défectueux. Ce supplément doit être entier, c'est-à-dire qu'il doit être de la valeur du défaut, car il doit rendre les membres égaux, afin que, dans la déambulation, il n'y ait pas de déversement, de chute et par conséquent, de secousse fatigante pour le membre court. L'exercice est assurément un des grands moyens de corroboration pour les muscles ; or, l'exercice est évité, réduit au strict indispensable, lorsqu'il est pénible et défectueux ; il devient possible, aisé et, par conséquent, il peut recouvrer toute son utilité, par le seul soin d'égaliser artificiellement les deux membres. Nous ne pourrions dire d'où vient l'éloignement de la plupart des praticiens pour ce secours ; nous avons eu souvent à lutter avec les préjugés des médecins les plus recommandables, sur ce point, sans que nous ayons pu saisir jamais de leur part un argument seulement spécieux. Mais, d'un autre côté, nous pouvons attester que nous n'avons jamais vu d'inconvénient notable résulter d'un soin aussi rationnel, et que nous l'avons vu, au contraire, contribuer pour sa part, à prévenir et même à corriger le premier degré d'une incurvation latérale des lombes, région où se manifeste constamment le premier degré des difformités provenant de cette source. En effet, les muscles sont seuls capables d'opérer l'allongement nécessaire dans les ligaments de l'épine, à propos de la brièveté native d'un membre inférieur ; si, cette incurvation étant accomplie on supplée à ce qui manque au membre défectueux, il faudra que les muscles opposés s'emploient à ramener l'épine, déjà hors d'aplomb, vers le côté dont elle s'est écartée. Assurément, ce moyen serait trop peu de chose pour suffire seul, mais il peut seconder tous les autres ; et nous ne saurions croire qu'il pût être indifférent de négliger la cause première d'une difformité, lorsqu'on s'efforce d'en effacer les effets.

Ceux qui savent qu'il n'est pas de petits objets dans la pratique de l'art ne seront pas étonnés de trouver ici des conseils particuliers sur la forme à donner au talon ou à la semelle de liège nécessaire en pareil cas. Nous dirons donc que l'expérience nous a appris qu'un talon en forme de coin est un secours illusoire ; le pied glisse sur ce plan incliné ; tout le poids passe aux orteils, qui en sont tenus fléchis, et le *calcaneum* ne repose pas un instant sur la base du coin. Le talon de liège doit être taillé de manière à présenter une excavation propre à loger le *calcaneum*, et une saillie propre à se loger dans la partie concave de la plante du pied ; le reste doit décroître insensiblement en devant, et ne pas dépasser le milieu du métatarse. »

CHAPITRE XLIII

—

TRAITEMENT DES DÉVIATIONS DU RACHIS
PAR LA GYMNASTIQUE, PAR LE Dr LACHAISE (1).

« L'action musculaire, l'exercice, en un mot, le seul moyen réellement efficace contre la plupart de ces courbures, est malheureusement celui qu'on a le plus complètement négligé.

Traitement de la scoliose. — Les exercices qu'on peut rationnellement opposer, avec espoir de succès, à la courbure latérale droite de la région cervico-dorsale, sont tous ceux qui tendent à augmenter la vigueur des muscles qui de l'épaule gauche se rendent à la colonne, les muscles, en un mot, qui correspondent à la concavité de la courbure et qui suivent conséquemment dans leurs contractions une direction moyenne diamétralement opposée à la ligne horizontale, dans le sens de laquelle ont agi défavorablement leurs antagonistes.

Le moyen le plus simple de solliciter convenablement l'action de ces muscles est d'occuper le bras gauche à mouvoir une manivelle qui, fixée dans un mur ou sur toute machine correspondant à la hauteur de l'épaule, tourne dans le sens vertical. La

(1) Voir *Précis physiologique sur les courbures de la colonne vertébrale.*

branche de la manivelle doit être assez longue pou:
que le malade ait le bras aussi tendu que possible lorsque la poignée est parvenue à la partie la
plus élevée du cercle qu'elle décrit. Il est même le
plus ordinairement utile que cette poignée dépasse
dans sa rotation, le point auquel le sujet peut atteindre sans être obligé de faire un effort pour ne pa:
l'abandonner ; car alors les muscles qui abaissent la
poitrine sur le bassin du côté droit seront obligés de
faire exécuter à la tête et à la partie supérieure de la
colonne un mouvement de renversement à droite
en reportant le poids du corps sur la jambe de
ce côté.

Si la courbure latérale droite de la région cervico-
dorsale était, comme cela s'observe fréquemment
compliquée d'une inclinaison de la tête en avant, or
aurait, pour combattre efficacement cette doubl
difformité, un exercice qui fait partie des jeux ordinaires de l'enfance, et qui convient plus particulièrement aux jeunes filles. Cet exercice est celui du
volant, auquel on habituerait le sujet à jouer de la
main gauche. L'action continuelle du bras de c
côté contribuera puissamment à ramener la parti
de la colonne déplacée à sa direction naturelle, er
même temps que les efforts répétés que sera obligé
de faire la jeune fille pour lever la tête, afin de suivr
la marche imprévue du volant, feront acquérir au
muscles des parties postérieure et latérale du cou l
force nécessaire pour maintenir la tête suffisammen
redressée.

Traitement de la déviation dorso-lombaire latérale. — Après la courbure à droite de la région cervico-dorsale, celle de la région dorso-lombaire latérale est la plus commune.

On parvient assez souvent à opérer le redressement de la colonne courbée dans ce sens, en faisant porter au bras du malade du côté vers lequel le corps penche, par conséquent du côté correspondant à la concavité de la courbure, un fardeau assez pesant pour que, ne pouvant pas le porter longtemps par la seule force des muscles des bras, il incline fortement le corps vers le côté libre, afin de chercher à se maintenir dans l'état d'équilibre nécessaire à la station, en faisant en sorte que le centre de gravité du corps passe, autant que possible, entre la poitrine et le fardeau, et que ce dernier prenne un point d'appui sur la hanche.

Cet exercice, dont les efforts semblent peu douteux en théorie, n'a cependant pas toujours répondu, dans la pratique, au résultat qu'on pensait pouvoir en attendre.

Quand la déviation est telle que la courbure de la région dorsale est accompagnée d'une courbure inverse très prononcée de la région lombaire, on serait presque toujours sûr de retirer les plus grands avantages de l'escrime pratiqué de la main qui correspond à la concavité de la courbure dorsale.

Traitement de la cyphose dorsale. — Cette courbure est-elle légère, et dépend-elle simplement de l'habitude qu'aurait contractée un enfant de pencher le corps en avant pour écrire ou dessiner sur une table trop basse pour lui, il suffit, quelquefois alors, pour la faire disparaître, de le faire écrire pendant quelques mois sur une table très haute. Si ce moyen ne suffit pas, on peut l'aider d'un autre, conseillé par Andry (1), qui consiste à faire exercer cet enfant à porter sur le sommet de la tête un corps assez pesant légèrement arrondi ; les efforts qu'il fera sans cesse pour prévenir la chute de ce corps, donneront aux muscles de la face postérieure de la colonne la force nécessaire pour ramener cette tige osseuse à sa rectitude naturelle, et pour vaincre la prépondérance d'action de ceux qui l'auraient forcée à s'incliner en avant.

Cet exercice, qui, envisagé légèrement, peut sembler opposé au résultat qu'on cherche à obtenir, est donc tout à fait conforme aux données physiologiques les plus positives que nous possédions sur la contractilité musculaire et sur les excitants propres à la solliciter. En effet, s'il semble au premier abord qu'un poids ajouté à l'extrémité de la colonne vertébrale inclinée en avant, doive tendre à augmenter la courbure que cette dernière décrit, la plus légère attention fait bientôt reconnaître qu'il produit un effet tout contraire ; car, pour conserver un objet quelconque pesant en équilibre sur la tête pendant la progression, on est porté par une détermination instinctive de redresser autant que possible la colonne vertébrale, afin que cet objet porte directe-

(1) *Traité d'orthopédie*, 2 vol. in-12, Paris, 1741. Ouvrage qui renferme quelques préceptes judicieux, mais perdus au milieu d'une foule d'erreurs et de grossiers préjugés.

ment sur le centre de gravité du corps ; or, ce redressement ne peut avoir lieu que par l'action simultanée des faisceaux musculaires qui meuvent postérieurement et même latéralement les vertèbres les unes sur les autres, et qui, par la répétition fréquente de ce surcroît d'action, finissent par maintenir l'épine habituellement droite. Les laitières suisses, qui portent leur lait sur la tête, ne sont-elles pas toutes remarquables par la rectitude de leur taille ? Et n'est-ce pas au bonnet à poil que portent les grenadiers, qu'on doit surtout attribuer cette attitude droite et cette démarche presque roide de la plupart d'entre eux ?

Comme les enfants ont besoin d'être constamment avertis pour abandonner une attitude vicieuse qu'ils ont contractée, il serait prudent de faire porter, dans l'intervalle des exercices décrits plus haut, à ceux dont le dos est ainsi voûté, un léger collier de peau à la partie postérieure duquel serait fixé un anneau, et cet anneau tiendrait une pièce d'élastiques forte et résistante, large de quatre travers de doigts environ, et assez longue pour se rendre le long de la colonne, non à un corset qui, quelque peu serré qu'il fût, pourrait nuire au développement des muscles long-dorsal et sacro-lombaire, mais à un caleçon solidement fixé sur les hanches et les cuisses.

Cette pièce élastique serait terminée par un chef de cuir qu'on passerait dans une boucle du caleçon, et on la mettrait habituellement dans un état de tension tel, que l'enfant serait constamment obligé de chercher à reporter la tête et les épaules en arrière, pour se soustraire à la pression pénible que le collier exercerait sans cela sur son cou.

Le maniement habituel des armes, tel qu'on l'enseigne aux soldats, est un exercice qui dissipe tous les jours des déviations de la colonne en arrière ; il en est de même de l'escrime et de la natation.

Il est peu d'exercices qui donnent plus sûrement et plus promptement le résultat désiré, que celui qui consiste à faire parcourir, plusieurs fois par jour, au malade, un plan incliné d'une certaine longueur, en descendant. Ici aucun moyen mécanique n'est utile pour l'avertir de porter le dos et la tête en arrrière ; car, s'il ne prenait pas de lui-même cette précaution, sa marche serait impossible, et au premier pas sa chute serait imminente. Aussi, forcé de porter en arrière le centre de gravité du corps pour retenir le torse qui tend à obéir aux lois de la pesanteur, il tient dans un état de contraction permanente la masse sacro-spinale et les muscles du cou qui ne sauraient être soumis longtemps à de semblables efforts sans se développer en énergie.

Traitement de la courbure sacro-lombaire. — Il existe pourtant plusieurs manières de forcer les muscles qui tendent à abaisser la poitrine sur le bassin, à entrer et se maintenir dans un état assez long de contraction : c'est de faire monter au sujet un plan incliné, ayant sur les épaules un fardeau qui agisse moins par son poids que par son développement en arrière ; ou bien de le faire monter au revers d'une échelle, seulement suspendu par les mains ; et, lorsque ses pieds auront abandonné le sol, de l'engager à chercher à atteindre avec eux un des échelons le plus près des mains, pour faire dans cette position une ascension aussi forte que possible.

On voit que dans le premier de ces deux exercices on ne saurait se maintenir longtemps, non seulement dans la progression, mais simplement dans la station, sans chercher à reporter le centre de gravité du corps en avant ; et que dans le second cas on ne peut atteindre le but indiqué qu'en contractant fortement les muscles abdominaux, afin de soulever le bassin d'arrière en avant et en même temps de projeter les extrémités inférieures en avant et en haut. A l'égard de ce dernier exercice, je dois faire remarquer qu'il en est peu de plus propres à favoriser le développement de la totalité des muscles du tronc, surtout si on s'y livre de manière à chercher à effectuer l'ascension uniquement par le secours des mains.

Il n'est pas moins utile, dans cette courbure, que dans la précédente, de faire coïncider le décubitus avec les différents exercices propres à la combattre ; le lit du sujet devra être disposé de manière qu'il repose les cuisses fléchies, sur le bassin et le dos élevé : dans cette position les lombes auront une tendance à s'enfoncer dans le lit, et les vertèbres de cette région, pressées les unes contre les autres par leur bord antérieur, seront par là disposées à reprendre leur direction naturelle. »

CHAPITRE XLIV

—

TRAITEMENT DE LA SCOLIOSE
(Extrait du Programme de Nitsche).

J'ai pensé qu'il était utile de reproduire la partie du programme de Nitsche ayant trait à la scoliose, parce qu'on y trouve un aperçu général des mouvements orthopédiques suédo-allemands (1) employés contre les déviations latérales.

Mouvements a exécuter pour redresser une scoliose dorsale droite et lombaire gauche.

« *Etat du malade.* — La colonne vertébrale a la forme d'un S renversé, la hanche droite est dirigée en haut et en arrière, les côtes gauches inférieures sont poussées en dehors ; la région lombaire droite paraît enfoncée, creuse ; l'épaule, l'omoplate et les premières côtes du côté droit sont dirigées en haut et en arrière, l'épaule gauche et les premières côtes vues par derrière paraissent affaissées et la tête inclinée à droite.

Trois indications principales à remplir. — 1° Faire reconnaître par le malade sa tenue vicieuse et lui

(1) Nous en devons la traduction à l'obligeance de notre excellent confrère et ami le docteur P. Bouland.

donner le sentiment et la mesure des efforts qu'il doit faire pour se tenir sur la perpendiculaire.

2° Agir sur la déviation latérale et sur la rotation des vertèbres.

3° Agir sur les conséquences de la déviation, c'est-à-dire sur les anomalies qu'ont éprouvées les parties qui sont profondément liées à la colonne vertébrale.

1° Pour remplir la première indication, on emploie la position d'entrée. (On appelle position d'entrée la position qui convient exactement au cas à traiter.) Cette position doit s'adapter à la déviation principale et aux déformations qui ont déjà pu se produire aux épaules, aux hanches et aux côtes. Elle a pour but, non seulement de donner au patient une position déterminée et droite, mais encore de lui montrer comment il doit s'y prendre pour se maintenir le plus près possible de la perpendiculaire.

La position d'entrée qui convient au cas que nous avons pris pour type est la suivante :

1° *Position d'entrée.* — Le bras gauche élevé et dirigé en dehors sur le prolongement d'une ligne qui partirait de la hanche droite et passerait par l'épaule gauche, la tête légèrement inclinée à gauche, le bras droit élevé à la hauteur de l'épaule et dirigé horizontalement de côté, la paume de la main dirigée en avant ; ce bras sera le plus possible porté en arrière. — Le pied droit placé un peu en avant, de façon à faire porter le poids du corps presque en entier sur la jambe gauche (debout). — La partie supérieure du corps se trouve ainsi dans l'extension la plus complète possible ; la colonne vertébrale dans la région lombaire est un peu tirée à droite, tandis que dans la région dorsale, sous l'influence du bras gauche élevé obliquement en haut, elle tend à décrire une convexité à gauche.

Observation. — Cette position d'entrée ne peut être exactement donnée au malade avec toutes ses nuances et dans toutes ses parties que par une seconde personne placée derrière lui : en effet, la colonne vertébrale ne doit être ni trop ni pas assez cambrée et tournée ; il en est de même des extrémités. Le malade doit apprendre le mouvement et se le rendre familier, d'autant plus qu'au début il n'a pas la conscience d'être droit dans cette position. A force de répéter ces exercices, au besoin même devant un double miroir, le malade acquiert la conviction qu'il se tient droit et alors il peut se placer seul convenablement. Lorsque le malade comprend bien et exécute régulièrement ce mouvement, on le laisse pendant quelque temps aller et venir dans la pièce et même se baisser et se relever, en ayant soin de le surveiller attentivement, afin que les bras, la tête et le tronc conservent bien exactement la position donnée.

2ᵐᵉ *Indication.* — Moyens qui agissent directement sur la déviation.

Ces moyens comprennent :

A. Les mouvements qui fortifient tous les muscles du dos.

B. Ceux qui développent spécialement les muscles affaiblis de la région dorsale et qui par conséquent s'adressent particulièrement à la déviation. — Ils sont au nombre de 18.

2me Mouvement (répéter 5 à 6 fois). — Abaisser et relever la partie supérieure du corps. Le malade appuie les hanches ou, ce qui est préférable, il prend la position d'entrée précédemment décrite et il se baisse lentement sur les jarrets et il se relève aussi lentement jusque sur la pointe des pieds ; pendant ce mouvement il doit conserver sa position d'entrée sans remuer les bras, et le torse bien fixe.

Ce mouvement se répète 5 à 6 fois ; le point capital de ce mouvement est d'éviter les vacillations du torse qui entraînent des courbures de la colonne dorsale.

3me Mouvement. — Extension de la colonne vertébrale par l'extension des bras. Le malade appuie ses mains sur la crête des os iliaques ou, mieux, il passe ses pouces dans les poignées de la ceinture à redressement et, en tendant énergiquement les bras, en prenant cette ceinture pour point d'appui, il élève les épaules, la tête est repoussée en haut sur la colonne vertébrale qui est redressée ; le malade conservera cette position pendant un moment, soit immobile, soit en marchant.

4me Mouvement. — Marcher sur la plante des pieds. On peut exécuter cette marche dans la position d'entrée, ou dans celle du 2me mouvement ci-dessus.

5me Mouvement (répéter 6 à 8 fois). — Assis, flexion en arrière. — Le malade assis dans la position d'entrée a le torse fléchi en avant le plus possible, il se redresse contre la résistance du gymnaste qui appuie sur les omoplates ou l'occiput, ensuite il s'incline de nouveau en avant et recommence le même mouvement.

6ᵐᵉ Mouvement. — Les jambes sont liées, le malade ayant la face dirigée en bas. Dans cette position, il a le buste sans appui, les bras doivent être dans la position d'entrée. On conserve cette position pendant un moment. La courroie est appliquée au-dessous des mollets, près des pieds. Dans cette position, le malade peut encore baisser en avant le haut du tronc et le redresser contre la résistance du gymnaste.

7ᵐᵉ Mouvement (répéter 4 à 6 fois). — Le malade étant debout penche tout le corps en avant. Le malade se place debout, les bras pendants ; le gymnaste, qui est derrière lui, saisit les poignets et le tire en arrière, en même temps le malade porte le corps en avant, la tête étant courbée en arrière ; son corps décrit ainsi un arc à concavité postérieure, ensuite le gymnaste ramène le malade dans la verticale et on recommence le mouvement.

8ᵐᵉ Mouvement. — Le pont sur deux sièges. Le malade a la tête appuyée sur un siège et les pieds sur un autre ; il arrive graduellement à cet écartement qui exige une grande vigueur des muscles du dos et des membres inférieurs.

9ᵐᵉ Mouvement. — Ce mouvement et les suivants agissent directement sur les déviations de la taille. Le malade est debout, les bras écartés, les mains appuyées contre deux montants d'une porte par exemple ; le gymnaste placé derrière lui applique le pouce de la main droite sous l'omoplate droite, au niveau de l'angle saillant des côtes et les doigts sur ces dernières; le pouce de la main gauche presse sur la convexité lombaire, les doigts appliqués à la taille. Dans cette position, le gymnaste pousse en avant le haut du tronc et en même temps, avec les pouces, il presse énergiquement sur les convexités de la colonne vertébrale ; le malade reprend ensuite la position d'entrée et recommence ce mouvement trois ou quatre fois. Il est bon de noter que dans ce mouvement le malade, pour augmenter l'action en avant, se dresse sur la pointe des pieds.

10ᵐᵉ Mouvement. — Le malade prend la position d'entrée, il se tient debout devant le gymnaste qui est assis. Ce dernier place les mains comme dans les mouvements précédents et oppose une résistance au malade qui porte le tronc latéralement à droite. Le gymnaste agit ici comme s'il voulait apprendre au patient quelles régions il doit mouvoir pour se tenir droit. Pour donner à ce mouvement tout son effet, le malade doit presser fortement avec le pouce gauche sur la convexité lombaire et, avec le pouce droit, résister à la flexion à droite que fait le malade. Ce mouvement se répète de six à huit fois.

11ᵐᵉ Mouvement (se répète 4 à 6 fois). — Le malade se suspend par les mains, le gymnaste appuie la main droite sur la hanche droite et la pousse en bas. La main gauche fait une compression sur la convexité la plus grande de la colonne vertébrale ; après chaque mouvement le malade se repose sur ses pieds en lâchant les mains.

12ᵐᵉ Mouvement. — Respiration profonde dans la position d'entrée, ou, ce qui vaut mieux quand on veut développer le côté gauche du thorax, on comprime énergiquement le côté droit de la poitrine avec la main droite qui est placée le plus haut possible. Ce mouvement se fait debout et couché.

13ᵐᵉ Mouvement (se répète de 4 à 6 fois). — Le malade s'assied les bras dans la position d'entrée, les jambes maintenues par une courroie ou par une seconde personne qui appuie sur les cuisses. Le gymnaste placé derrière le malade applique les mains au niveau des courbures dorsale et lombaire, et pousse de droite à gauche la partie supérieure du tronc contre la résistance du malade ; en même temps, il exerce une forte pression de gauche à droite sur la courbure lombaire ; le malade reprend ensuite la position d'entrée. Ce mouvement se répète, avec des intervalles de repos, de quatre à six fois.

14ᵐᵉ Mouvement. — Le bras gauche est élevé verticalement, le bras droit tenu horizontalement dirigé à droite et à la hauteur de l'épaule, le côté droit du tronc appuyé au niveau de la courbure dorsale contre une barre rembourrée, le pied droit un peu en avant ; le gymnaste, placé derrière et un peu de côté à gauche, applique la main gauche sur la convexité lombaire et la repousse à droite aussi loin que possible en pressant par intermittence avec le pouce ; pendant ce temps, la main droite appuyée sur le bras gauche pousse vers la droite la partie supérieure du tronc. Résistance du malade qui est, du reste, soutenu par la barre rembourrée ; mais, comme la puissance est située à gauche assez loin du point d'appui (la barre), le malade doit opposer une résistance assez énergique pour empêcher le tronc de se courber à droite ; après le mouvement il reprend l'attitude initiale.

Cet exercice, qui se répète quatre à six fois, est très nécessaire au début du traitement pour redresser les courbures en assouplissant les articulations vertébrales ; les pieds doivent être arc-boutés contre une traverse.

15me Mouvement (répéter 8 à 10 fois).— Le malade appuie le côté gauche contre la barre et au niveau de la courbure lombaire, le corps est dans la position d'entrée, le gymnaste applique la main droite au niveau de la courbure dorsale et presse avec le pouce sur la colonne vertébrale. Le malade penche à droite le haut du buste contre la résistance du gymnaste.

La combinaison de ces deux mouvements redresse la colonne dorsale. Cet exercice se répète huit à dix fois avec des intervalles de repos.

16me Mouvement. — C'est le huitième mouvement avec cette différence que la pression latérale contre la courbure ne se fait pas comme dans la station debout, mais le malade étant suspendu ; le côté convexe est pressé contre une traverse entre les montants de l'appareil gymnastique.

17me Mouvement (de 4 à 6 fois). — Torsion du tronc à droite. Le patient est assis, les jambes fixées ou même à cheval, solidement maintenu, la main gauche est placée à l'occiput; l'avant-bras droit est placé en travers sur la région lombaire, la partie supérieure gauche du corps est portée en avant de façon à ce que l'épaule gauche vienne un peu en avant et la droite un peu en arrière ; l'aide saisit le coude gauche d'une main, et le bras droit de l'autre et résiste au malade qui ramène lentement le haut du corps en avant et à droite; ensuite il reprend seul, sans aide ni résistance, la première position et on recommence la torsion à droite.

Cet exercice se répète de quatre à six fois; la résistance doit surtout porter sur le coude gauche du patient.

Détail des mouvements spécifiques actifs qui mettent en action les muscles relachés dans la scoliose commune.

Mouvements qui agissent sur les fléchisseurs latéraux droits du segment dorsal.

1° Bras gauche au repos. Bras droit élevé. Assis. Fléchir le dos latéralement à droite.

Position d'entrée. — Le malade est assis sur un canapé ou un banc, de manière à ce qu'il porte également sur les deux fesses, et que la plante des pieds repose légèrement sur le sol ou sur un tabouret plein. Un aide fixe les cuisses en les tenant un peu au-dessus des genoux ; un autre, placé derrière, maintient les hanches ; le sujet élève le bras droit parallèlement à l'axe du corps, la paume de la main tournée en dedans, le bras gauche est plié de manière à ce que la paume de la main s'applique à la nuque.

Mouvement. — Le médecin ou le gymnaste se place à la gauche du malade, il applique la main gauche sur le côté externe de l'avant-bras droit de ce dernier, et la main droite sur le côté du thorax au niveau du sommet de la convexité dorsale. Le sujet contracte les fléchisseurs latéraux droits de manière à effacer la courbure si c'est possible, et même en décrire une autre en sens inverse. Le gymnaste résiste graduellement à cet effort à l'aide de la main droite, en agissant comme s'il voulait attirer le tronc vers lui. A la fin du mouvement, il doit indiquer au sujet le point culminant de la convexité afin que celui-ci puisse y concentrer l'effort musculaire. Quand il n'y a ni déformation, ni ankylose, ce mouvement efface la courbure ou produit même une concavité dorsale à droite ; alors le sujet cesse tout effort, et laisse à la main du gymnaste le soin de maintenir le résultat obtenu. Après quelques secondes de repos, le sujet contracte de nouveau les muscles fléchisseurs dorsaux et le gymnaste lui résiste en tirant doucement le bras droit, de droite à gauche. Le sujet est dans une position défavorable pour agir, parce que son bras, étant élevé, fournit au gymnaste un bras de levier très long, aussi doit-il se borner à contracter les muscles, les relâcher ensuite faiblement et pendant peu de temps. Le passage de cette faible contraction au relâchement doit être très méthodique. Dans l'exécution de tous les mouvements spécifiques actifs latéraux employés contre la scoliose, il faut avoir le plus grand soin d'appliquer toujours le point d'appui du levier sur le point culminant des courbures, car c'est là que les muscles sont le plus relâchés. Nous avons vu que leur relaxation diminue graduellement à mesure qu'on approche des extrémités de l'arc. Avant de recommencer le mouvement, le patient fait une profonde inspiration. — Chaque mouvement se répète deux ou trois fois. On laisse cinq minutes de repos entre chaque exercice. Une formule contient en général dix ou douze exercices différents que l'on doit exécuter dans la même séance.

2° Le bras droit élevé, le bras gauche appuyé, un pas en avant, courber le dos latéralement à droite.

Position d'entrée.— Le bras droit est élevé comme au n° 1, le pied droit est placé en avant et le trochanter de la cuisse gauche est appuyé contre une traverse ou contre le rebord d'un canapé. Dans cette position, le poids du corps porte sur la jambe gauche. Le sujet place la main gauche sur la hanche correspondante ; un aide assis à sa droite fixe la hanche droite avec les deux mains.

Mouvement. — Le médecin se place à gauche du sujet, de l'autre côté de la traverse et il applique la main gauche sur l'épaule gauche, tient le bras droit de la main droite et fait exécuter le mouvement comme au n° 1, puisqu'il s'agit de mettre en action les mêmes muscles.

3° Le bras gauche au repos, le bras droit élevé, décubitus sur la région antérieure du corps, courber le tronc latéralement à droite.

Position d'entrée. — Le sujet étend les membres inférieurs sur un canapé la face en bas et le tronc complètement en dehors, libre de tout appui ; deux aides fixent les jambes. La main gauche est placée à la nuque, le bras droit est tendu parallèlement à l'axe du corps.

Mouvement. — Le médecin tient le bras droit de la main gauche, il applique la main droite sur le côté droit du thorax et il fait exécuter le même mouvement qu'au n° 1.

ÉPAULE HAUTE

L'épaule droite est souvent plus haute que la gauche, ce que l'on doit attribuer à l'usage plus fréquent du bras droit. Cependant c'est l'épaule gauche qui est quelquefois plus élevée bien que la courbure dorsale soit plus fréquente à droite qu'à gauche. Les exercices suivants s'appliquent au cas où l'épaule droite est plus haute.

1° Mouvement circulaire du bras droit dirigé d'avant en arrière. Un aide placé derrière le sujet applique quatre doigts sur l'épaule droite et le pouce sur l'omoplate et attire l'épaule en arrière. Le sujet exécute bien mieux le mouvement s'il fixe le bras gauche en serrant avec la main une barre fixe.

2° Tourner l'épaule droite en arrière et la gauche en avant ; le sujet élève l'épaule droite, ensuite il la dirige en bas et en arrière (20 à 3o fois), puis il fait le mouvement inverse avec l'épaule gauche, c'est-à-dire qu'il la dirige en haut et en avant,

3° Appliquer l'avant-bras droit sur les lombes, l'épaule correspondante dirigée en arrière, fléchir et allonger le bras gauche en avant, en haut et de côté.

4° Le bras droit étant comme ci-dessus, et le bras gauche pendant, élever et diriger en dehors le coude gauche contre la résistance d'un aide qui a saisi le poignet gauche.

5° Faire décrire au bras qui est à hauteur d'épaule un cercle en arrière ; l'avant-bras est plié à angle droit, la main en haut et la face palmaire en avant. Un aide placé derrière le sujet saisit son poignet droit et fait décrire au bras un cercle de 3o à 4o centimètres environ en arrière; la main gauche du sujet est appliquée sur la hanche correspondante, l'aide appuie en arrière sur l'épaule droite du sujet pendant qu'il attire le bras en arrière; pour bien exécuter le mouvement, le malade doit être assis. (Le mouvement se répète de 15 à 20 fois.)

6° Elever le bras gauche contre la résistance d'un aide qui ensuite l'abaisse contre la résistance du sujet. Pour exécuter cet exercice, l'avant-bras gauche doit être plié sur le bras et la main fermée dans la supination, l'avant-bras droit est appliqué en travers sur les lombes.

7° Le malade, étendu sur le dos, élève en diagonale le bras gauche qu'il tient très tendu, ensuite il l'abaisse en diagonale et lentement pour venir appliquer la main sur la hanche droite. (Ce mouvement se répète 8 à 10 fois.)

8° Porter en arrière le plus possible le bras droit qui a été dirigé étendu en avant, un aide résiste à ce mouvement et presse en même temps sur l'épaule droite; le sujet peut fixer le bras droit en l'appuyant. (Ce mouvement se répète 4 à 6 fois.)

9° Porter le bras gauche en avant, contre la résistance du sujet. L'aide fait avec la main droite des hachures ou pétrissage sur l'épaule gauche. La position d'entrée est : debout, les bras en croix à hauteur d'épaule.

10° Etendre le bras gauche en haut, contre la résistance du sujet, et masser en même temps l'épaule gauche.

Position d'entrée. — Assis, l'avant-bras droit appliqué en travers sur les lombes, le bras gauche appliqué contre le corps, l'avant-bras plié sur le bras, la paume de la main en avant. L'aide saisit le poignet gauche du sujet. (Ce mouvement se répète 3 ou 4 fois.)

11° Etendre le bras gauche de côté, contre la résistance du sujet, massage de l'épaule gauche avec la main droite de l'aide. Même position d'entrée que pour le mouvement précédent. (Ce mouvement se répète 3 à 4 fois.)

12° Conduire le bras gauche de haut en bas, en avant et en diagonale (le sujet résiste). Position : assis, le bras droit comme dans les n° 10 et 11, le bras gauche est élevé et éloigné de $0^m,25$ centimètres de la tête. L'aide est derrière. Il tient avec la main gauche le poignet gauche du sujet et avec la droite il masse l'épaule gauche (4 à 6 fois).

13° Torsion de gauche à droite, le malade résiste.

Position d'entrée. — Assis, les pieds solidement fixés, à cheval sur un banc est préférable, la main gauche appliquée à la nuque, le coude très en dehors, le bras droit derrière le dos. L'aide placé derrière saisit les coudes du sujet et pousse le côté gauche en avant, en même temps qu'il tire le bras droit en arrière (4 à 5 fois).

14° Mouvement de progression à gauche en se suspendant sur les mains.

Position d'entrée. — Le sujet s'appuie sur les barres parallèles ou sur deux tables, il se suspend par les mains et ensuite avance et recule la main gauche sans la détacher de la barre. Cet exercice fortifie beaucoup l'épaule gauche. »

CHAPITRE XLV

—

EXERCICES ORTHOPÉDIQUES QUI SE PRATIQUENT DANS
LA STATION NATURELLE DU TRONC, PAR BOUVIER
ET BOULAND (1). — TRAITEMENTS GYMNOTHÉRA-
PIQUES D'EULEMBOURG, DE BEREND, DE BOULAND,
DE DUBREUIL, ETC.

« Les seuls muscles qui puissent redresser l'épine
latéralement sont ceux qui la fléchissent normalement à droite ou à gauche. Il est surtout facile de
concevoir que les bandes musculaires, qui bordent
le côté convexe d'une courbure, soient aptes, en se
raccourcissant, à redresser cet arc, si le côté de la
concavité peut céder à la distension à laquelle il est
soumis, sorte d'extension unilatérale, comme l'a
appelée l'un de nous.

Le choix des muscles à mettre en action, dans
ces exercices, ne saurait donc être douteux ; mais on
l'a souvent déduit d'hypothèses purement gratuites,
dont il faut faire justice. Ainsi, Boyer, croyant, dans
la courbure dorsale droite, à la faiblesse musculaire
du côté gauche, ainsi que de l'épaule et du bras correspondants, en conclut que, pour combatre la déviation, il faut exercer le membre supérieur gauche.

C'est là une erreur flagrante encore partagée par

(1) Article Rachis, *Dict. encyclop. des sciences médicales.*

un certain nombre de médecins, malgré les louables efforts de Delpech pour la détruire. Quand l'action du membre supérieur répondant à la concavité de la courbure est spécialement utile, c'est en général par de tout autres raisons. Lachaise a supposé les muscles spinaux du côté de la concavité primitivement plus faibles que ceux de la convexité ; la courbure, suivant lui, n'avait pas d'autre cause que cette rupture de l'équilibre musculaire. La conséquence de cette opinion était qu'on guérirait la scoliose en exerçant les muscles spinaux de la convexité, de manière à les rendre aussi forts que leurs antagonistes. Le suédois Ling et ses nombreux adeptes, répandus en Allemagne, n'ont fait, il faut bien le dire, que répéter le raisonnement de Lachaise ; seulement ils ont appelé *relaxation* ce que l'auteur français considère comme un défaut d'énergie, une faiblesse de contraction. Ceux qui auront pris la peine de lire ce que nous avons dit jusqu'ici de la scoliose savent à quoi s'en tenir sur ces prétendues différences des muscles de la convexité et de la concavité des courbures ; ils savent que l'anatomie pathologique, les études étiologiques, l'exploration physiologique, s'accordent à montrer, dans les premières périodes du plus grand nombre de déviations rachidiennes, les muscles des deux côtés du rachis égaux en volume, en coloration, en densité, aussi bien qu'en force contractile.

Si l'on doit s'attacher, dans les exercices de cette classe, à faire agir, par dessus tout, les muscles de la convexité des courbures, ce n'est donc nullement afin de remédier à une inégalité imaginaire des fléchisseurs latéraux du rachis : c'est simplement parce qu'on ne redresse pas un arc en contractant sa corde, et parce qu'il faut pour cela une puissance qui agisse en sens opposé. Les muscles de la convexité sont ici des agents mécaniques fournis par l'organisme lui-même, et mis en jeu par le médecin pour obtenir un effet mécanique, un mouvement des vertèbres qui les ramène à une meilleure position.

Le problème, ainsi posé dans sa réalité, n'est pas d'une solution facile ; car il faut que les muscles employés au redressement surmontent, non seulement la résistance de leurs antagonistes, si ceux-ci viennent à se contracter en même temps qu'eux, mais aussi la résistance des ligaments de la concavité de la courbure et celle des vertèbres elles-mêmes, pressées les unes contre les autres du côté de la convexité. Il faut encore que ces muscles, étendus à plusieurs régions du rachis, n'agissent que le long de l'arc que l'on veut redresser, qu'ils ne puissent infléchir les vertèbres voisines et produire des courbures inverses ou augmenter celles qui existent. Ling, dont on ne saurait méconnaître le mérite spécial, les disciples qu'il a formés, les médecins étrangers qui ont adopté sa méthode, quelques médecins français ont lutté avec persévérance contre toutes ces difficultés ; nous verrons tout à l'heure jusqu'à quel point on les a vaincues. »

Voici les principaux mouvements des traitements gymnothérapiques des médecins orthopédistes les plus connus. Nous en empruntons la description à MM. Bouvier et Bouland.

Traitement gymnothérapique de la scoliose commune par Eulembourg

« *Premier exercice*. — Pour une courbure dorsale à convexité droite :

Premier temps ; position. — Le sujet est assis, les pieds posés à plat, les cuisses fixées par un aide ou autrement, les hanches également maintenues. Son bras droit est élevé et étendu, la paume de la main dirigée en dedans ; le gauche est moins élevé et fléchi, de manière que la paume de la main s'applique derrière la nuque.

Deuxième temps ; mouvement. — Le médecin ou le gymnaste, placé à gauche, applique sa main gauche au côté externe de l'avant-bras droit du sujet, et sa main droite sur le côté droit du thorax, vis-à-vis du sommet de la courbure dorsale. Le malade fait alors graduellement tous ses efforts pour redresser ou même retourner la courbure, en contractant les fléchisseurs latéraux du côté droit, et en même temps le médecin résiste de plus en plus à cette contraction avec sa main droite, qu'il fait agir comme pour attirer le tronc vers lui ; à la fin du mouvement, il indique au sujet, avec la main, le sommet de la courbe où doit se concentrer l'effort musculaire.

Ce mouvement se répète trois fois de suite, avec un repos de cinq secondes et une profonde inspiration après chaque mouvement. On donne ensuite au sujet au moins cinq minutes de liberté, avant de reprendre cet exercice. L'auteur fait les mêmes recommandations pour les autres mouvements qu'il décrit.

Deuxième exercice. — Pour une courbure lombaire gauche :

Premier temps ; position. — Le sujet, debout, ne porte que sur le pied gauche ; le droit est posé sur un tabouret, à la hauteur du genou gauche ; le bras gauche est élevé, la main droite appliquée sur la cuisse du même côté. Cette cuisse et la hanche opposée sont maintenues par des aides..

Deuxième temps ; mouvement. — Le médecin ou le professeur, placé derrière le malade et un peu à sa droite, tient le bras gauche avec sa main gauche et appuie l'autre main sur l'épaule droite. Le sujet s'efforce alors de fléchir la région dorsale à gauche et de surmonter la résistance du professeur, qui lutte contre cet effort en retenant le bras gauche et qui tâche d'amener l'élève à concentrer ses contractions au niveau du milieu de la courbure lombaire ; car, si cette condition n'est pas remplie, si l'effort se passe à la hauteur de la concavité dorsale, le mouvement est sans effet ou même nuisible.

Cet exercice et le précédent sont, comme on le voit, une application de ce que Ling a appelé mouvement double, c'est-à-dire exécutés tout à la fois, quoique en sens contraire, par le sujet et par le gymnaste. Le même procédé se retrouve dans plusieurs exercices qui suivent. »

Traitement gymnothérapique de la scoliose commune par Bérend

« *Premier exercice*. — Pour deux courbures, une dorsale à droite, une lombaire à gauche :

Le malade est assis, le bras gauche levé obliquement, le droit étendu de côté et horizontal, les membres inférieurs fixés. Le gymnaste, placé derrière lui, applique une main vis-à-vis de la convexité dorsale, et l'autre au niveau de la convexité lombaire ; il pousse avec la première le haut du tronc de droite à gauche, en même temps que le malade résiste à cet effort, et que lui-même, avec l'autre main, appuie fortement, en sens contraire, sur la convexité lombaire. Cette manœuvre se répète de quatre à six fois de suite, avec des intervalles de repos.

Deuxième exercice. — Pour la même déviation :

Le sujet est assis, le bras gauche élevé verticalement, le droit horizontal, le côté droit du thorax appuyé contre une barre rembourrée, le pied droit un peu en avant. Le gymnaste, placé derrière lui, un peu à sa gauche, repousse avec force, de la main gauche, la convexité lombaire vers la droite, et, de l'autre main, fait effort sur le bras gauche pour entraîner le haut du tronc à droite. Le malade, de son côté, déjà soutenu par le point d'appui que la barre lui fournit, résiste énergiquement à cette impulsion.

Troisième exercice. — Pour la même déviation :

Le malade, placé comme dans l'exercice précédent, a le côté gauche appuyé contre la barre vis-à-vis de la convexité lombaire. Il fait effort pour pencher le haut du tronc à droite, pendant que le gymnaste lui résiste avec la main droite, appliquée sur le côté, vis-à-vis de la courbure dorsale. La combinaison de ces deux mouvements, dit l'auteur, redresse la colonne dorsale. Il recommande, dans cet exercice et dans le précédent, de presser sur les apophyses épineuses avec le pouce de la main qui appuie du côté convexe de la courbure.

Ce troisième exercice se répète de huit à dix fois, avec des intervalles de repos. »

MOUVEMENTS DU DOCTEUR DUBREUIL CONTRE LA SCOLIOSE

« *Premier Exercice.*— Pour une courbure dorsale à convexité droite.

Le sujet, debout, raidit le cou et l'épaule droite. On saisit le bras droit et l'on fait exécuter un mouvement du haut du tronc, ayant pour but de le porter légèrement en arrière et à droite, sans fléchir le tronc sur la hanche droite et sans baisser l'épaule.

Deuxième Exercice. — Pour une courbure lombaire.

Maintenir le sujet par les bras et lui faire exécuter un effort latéral au niveau des vertèbres lombaires, du côté de la convexité. »

J'emprunte aux leçons d'orthopédie de M. le docteur de Saint-Germain la description d'un nouveau moyen de traitement de la scoliose imaginé par le docteur Dubreuil ; j'en ai le premier donné le mode d'action. (Voir chapitre XXXIV.)

« Le malade est couché latéralement, soit sur une table, soit sur les genoux de l'opérateur, de manière que sa crête iliaque affleure le bord de la surface de soutien. Il vous semble d'abord que l'avant-train ainsi suspendu dans l'espace va être situé de façon que son poids combatte les effets de la courbure principale et qu'il efface cette dernière en s'inclinant graduellement. Dubreuil admet cet effet, mais ce n'est pas sur cela qu'il compte. Il fait travailler également les deux côtés (2 minutes et demi chacun, par exemple) et opère le redressement, non par l'inclinaison en sens contraire, mais par l'élongation de l'axe spinal. Il prétend agir en tirant sur les deux extrémités de l'arc et je dois dire qu'il y réussit dans une certaine mesure. Des séances de flexions latérales, suivies de l'application d'un bon corset, pourront être plus efficaces que le corset appliqué seul. »

Traitement gymnothérapique de la scoliose par le docteur Boulland

« *Premier Exercice.* — Pour une courbure dorsale principale à droite.

Le sujet, debout, fait un effort pour porter la partie supérieure du tronc en haut et un peu à gauche, comme s'il voulait se grandir, et dirige en même temps les hanches un peu à droite. Il doit éviter, dans ce mouvement, de se cambrer, de renverser la tête, de baisser l'épaule gauche et de se hancher. Il parvient, en répétant cet exercice, à se placer ainsi dans l'attitude la plus droite que lui permette la conformation de son rachis, et par conséquent à effacer momentanément les flexions et, en particulier, celle qui produit ou accroît l'inclinaison dorso-lombaire.

Deuxième Exercice. — Pour la même déviation. Cet exercice se combine avec le précédent, lorsque ce dernier est bien exécuté et que la force des muscles paraît suffisante.

Après s'être redressé autant que possible par le mouvement précédent, le sujet, tout en gardant cette position, fait un effort latéral comme pour porter le buste, tout d'une pièce, obliquement à droite et en arrière, mais sans le mouvoir en réalité et sans le renverser en arrière, la contraction des spinaux droits devant toujours être en équilibre avec celle des muscles qui maintiennent l'attitude indiquée.

On augmente l'effet de cet exercice et on concentre davantage l'action vers le milieu de la convexité dorsale en fixant le bassin et en opposant à l'effort du sujet une résistance plus ou moins grande.

L'auteur a vu la courbure diminuer pendant cet effort, quand il pouvait durer environ trois minutes, et que le rachis était d'ailleurs souple et sa déformation peu avancée. »

Modification du traitement gymnothérapique du docteur Bouland (1)

« M. Bouland place d'abord le malade dans une bonne attitude, savoir : debout, les pieds un peu écartés, les talons sur la même ligne et fortement appliqués sur le sol, le ventre rentré, la poitrine en avant, la tête fixe sans roideur, le regard fixé sur un point placé à quelques mètres et à la hauteur des yeux.

Dans cette attitude, le sujet doit faire un effort mental comme s'il voulait porter le buste obliquement en haut et à droite ou à gauche (suivant le côté de la courbure supérieure) et toucher le plafond avec la bosse pariétale correspondante, sans lever le menton ni incliner la tête et le buste, qui doit être maintenu immobile. Ce sont les membres inférieurs qui produisent la contre-extension. Aussi, au début, le sujet accuse-t-il de la fatigue aux genoux. On fait répéter cet effort cinq ou six fois; il doit durer de dix à douze secondes. Ensuite le sujet s'allonge pendant dix minutes, après lesquelles il fait une nouvelle série du même exercice. La séance se compose de trois séries d'exercices et de deux repos de dix minutes; il est bon qu'elle se termine par un repos de vingt-cinq à trente minutes, pendant lesquelles le sujet doit rester allongé. Chaque mouvement ou effort doit être suivi d'un petit repos de cinq à six

(1) Communication écrite : *Traitement de la Scoliose* par le docteur Baudry.

secondes. Il suffit d'une séance tous les deux jours ; l'essentiel est de continuer le traitement longtemps et régulièrement. »

MOUVEMENT DU DOCTEUR BOUVIER CONTRE LA SCOLIOSE POUR UNE COURBURE DORSALE PRINCIPALE, A CONVEXITÉ DROITE.

« Le sujet, debout ou assis, ou même couché, appuie fortement sa main gauche sur la hanche gauche et, redressant le haut du corps, abaissant un peu l'épaule droite, porte, par un effet soutenu, tout le thorax à gauche, sans le faire pencher dans ce sens, en même temps que la main appliquée sur la hanche gauche empêche le bassin de suivre ce mouvement et le pousse même en sens contraire de gauche à droite. En continuant cet effort, on exagère de plus en plus cette attitude, et, si le rachis est encore souple, la corde de la courbure lombaire, qui était inclinée à droite, devient oblique à gauche, comme dans l'emploi de la méthode d'inclinaison.

Avec un peu d'habitude, on pratique cet exercice sans se servir de la main gauche, en portant simplement les hanches à droite, pendant qu'on exécute le mouvement des parties supérieures.

Les mains d'une autre personne, imprimant au thorax et au bassin des impulsions opposées et maintenant en même temps l'épaule droite, sont souvent utiles pour seconder ou faciliter cet exercice.

On peut aussi utiliser ici le mouvement double de Ling : les mains, placées alors au côté gauche du thorax et sur la hanche droite, opposent au sujet une résistance modérée, qui cède un peu à ses efforts. On augmente ainsi l'énergie du mouvement.

L'attitude prolongée de la méthode suédoise, recommandée pour plusieurs exercices, ajoute également à l'effet de celui-ci ; on conçoit qu'il est aisé, quelle que soit la position du corps, de lui faire garder plus ou moins longtemps l'attitude à laquelle il a été amené par le mouvement que nous venons de décrire comme son auteur le conseillait déjà en 1857 (*Leç. clin.*, p. 479.) »

CHAPITRE XLVI

—

« Le mouvement bien compris est le remède par excellence, et les corsets orthopédiques du Moyen-Age et même de la Renaissance doivent être proscrits, par cette raison bien simple que toute compression permanente appauvrit les tissus et diminue la vitalité.

Les exercices qu'il faut employer pour combattre la scoliose sont aussi variés que les affections et les individus qui en sont affligés.

Les moyens dont on s'est généralement servi jusqu'à ce jour sont :

1° Les suspensions par les mains à des anneaux, pour produire l'extension complète de l'épine, accompagnée de l'action des muscles capables de soulager les articulations de cette partie ; les balancements en avant, en arrière et latéralement ; les flexions sur un côté et les torsions du corps, les mains aux anneaux, les pieds fixés au sol ;

2° La suspension par les mains à des cordes ou à des barres tendues horizontalement, avec balancement du corps en avant, en arrière et de côté ;

3° Les suspensions alternatives et successives par une seule main, etc. ;

4° Les extensions des bras en arrière avec et sans

contrepoids dans les mains, le corps étant placé horizontalement;

5° L'action de tourner une roue ;

6° La marche avec une ou deux béquilles.

Nous recommandons surtout aux professeurs de gymnastique l'emploi de mouvements rationnels, propres à relâcher les insertions des vertèbres sur le côté convexe et à répartir sur les vertèbres extérieures la pression exercée sur celles formant la concavité.

Nous leur recommandons aussi les tractions horizontales, obliques et verticales de contrepoids au moyen de cordes passées dans des poulies ; le pas volant exécuté en tenant l'anneau d'une seule main, les suspensions par la double action des bras et de la nuque à l'échelle cérébro-spinale ; les redressements passifs et actifs du tronc, soit dans la position horizontale, soit dans la verticale ; la traction des contrepoids par les épaulières et les flexions bilatérales du tronc, si recommandées par le docteur de Saint-Germain ; les mouvements de tension du corps et de flexion du buste sur les bras, les mains appuyées contre les perches jumelles ; enfin, les mouvements de flexion latérale et de renversement du tronc en arrière, le professeur faisant résistance en appuyant les mains contre les épaules du malade. »

CHAPITRE XLVII

—

« *Traitement*. — On a imaginé, pour remédier à la scoliose, un nombre incalculable d'appareils.

Pendant les premières phases du mal, les appareils inamovibles sont positivement détestables. Ici, comme dans toutes les difformités d'ordre paralytique, le seul principe rationnel est celui-ci : il faut donner un point d'appui aux muscles inactifs ou parésiés, et rapprocher l'insertion fixe de l'insertion mobile pour les muscles qu'on veut relâcher. Cette règle est surtout importante quand il s'agit des grands dentelés.

Pour l'appliquer, la première chose à faire est d'immobiliser le grand dentelé du côté de la déviation. Il suffit pour cela de rapprocher le bras du tronc, de manière que la main touche le pan du vêtement. Ensuite, il faut donner à l'autre grand dentelé un point d'appui. Dans ce but, on ramène le bras correspondant derrière le dos, comme pour mettre la main dans la poche de derrière de l'habit. On fait ainsi basculer l'omoplate, et le grand dentelé peut agir avec toute sa force pour ramener à

(1) *Leçons cliniques sur la chirurgie orthopédique*, par le docteur Lewis Sayres, traduites par le docteur Thorens.

leur attitude normale les corps vertébraux. De cette façon, le malade est redressé, condition essentielle pour le succès définitif.

Il faut habituer les malades à cette attitude, et leur faire faire en même temps de la gymnastique respiratoire. A chaque inspiration profonde, le thorax ne subit qu'une faible ampliation du côté où l'on a relâché le grand dentelé ; mais, du côté opposé, le grand dentelé, ayant maintenant un point d'appui solide, tend à relever les angles des côtes et à les reporter en arrière, et la déviation se redresse petit à petit.

En outre, on peut avoir recours à divers moyens accessoires qui sont de la plus grande utilité. Par exemple, on fait asseoir le patient sur un plan incliné dont le côté le plus déclive correspond à l'épaule abaissée, de sorte que, pour ne pas glisser, on est obligé à un effort musculaire constant. On peut adapter un plan incliné à tous les sièges.

Outre la combinaison de ces différents moyens, on peut encore, à l'aide d'un appareil élastique, favoriser la contraction musculaire qui tend à redresser la déviation. A des crampons fixés dans la muraille, de chaque côté du malade, on attache des bandes de caoutchouc munies de poignées à leur extrémité libre. Leur longueur doit être calculée de manière à permettre au patient de saisir les poignées sans déplacer les bras. On le fait asseoir, on l'engage à faire une aspiration forcée et à tirer en même temps, sur les bandes, et on laisse le thorax revenir graduellement à l'état d'expiration. Les bandes doivent être assez résistantes pour donner aux bras un point d'appui solide. Au début de la déviation, ces moyens palliatifs valent mieux que les appareils.

Gymnastique. — Tout à fait au début, on peut corriger la déviation en faisant exécuter au malade une gymnastique musculaire ordonnée surtout en vue de fortifier les muscles du côté sain.

Jamais on n'observe la scoliose dans les classes de la société où le développement des muscles n'est pas entravé par des corsets trop serrés et des vêtements mal faits : on ne la rencontre pas, comme je l'ai déjà dit, chez ceux que leur profession oblige à transporter des seaux, des paniers, des poids quelconques en équilibre sur leur tête. La servante qui porte de cette façon un panier plein de linge blanc fraîchement repassé est bien obligée de se tenir droite ; sinon voilà le linge dans la boue, et, pour avoir perdu l'équilibre, elle perd sa place, si même elle en est quitte pour cela. C'est là un fait d'une haute portée pratique. Il faut habituer les jeunes filles à marcher dans leur chambre pendant quelques minutes, plusieurs fois par jour, avec un livre sur la tête. Ce simple exercice suffit pour fortifier le système musculaire, prévenir la déviation, et même pour la corriger quand elle est encore récente. Le trapèze, les anneaux, rendront également de bons services, à la condition de placer toujours la main, du côté de la concavité, un peu plus haut que l'autre.

Il est bon aussi de faire coucher le sujet à plat ventre sur le plancher, en plaçant derrière la tête la main du côté de la concavité, et l'autre main derrière la hanche du côté sain. Alors le malade s'efforcera de se redresser, et, quand il y sera parvenu, il se recouchera sans secousse. Cet exercice ne devra être répété que trois fois par jour au début du traitement, mais on pourra le prolonger à mesure que les muscles reprendront de la force.

Dans les premiers temps, il peut être utile de faire fixer le bassin et les cuisses par un aide ; plus tard, quand les muscles ont acquis de la tonicité, on agit de même sur la tête, de manière à augmenter la résistance à vaincre et à fournir aux muscles un point d'appui.

Auto-suspension. — Le Dr Benjamin Lée, de Philadelphie, a préconisé l'auto-suspension. C'est un moyen de traitement des plus recommandables. Il consiste à se haler sur un câble enroulé autour d'une moufle et terminé par des courroies qui embrassent le menton et l'occiput. On doit avoir soin de faire lever les mains plus haut que la tête et de les déplacer lentement et l'une après l'autre, jusqu'à ce que les talons ne portent plus sur le sol. Il faut qu'au moment où ce résultat est atteint, la main du côté de la concavité rachidienne soit la plus élevée. Dans cette attitude, tous les muscles inspirateurs : grand pectoral, grand dorsal, grand dentelé, entrent en action et soulagent notablement les ligaments cervicaux. Laisser le patient baisser les mains pendant qu'il est ainsi suspendu serait l'exposer à des accidents sérieux, dus au tiraillement exagéré des ligaments du cou. Il faut que l'auto-suspension soit attentivement surveillée ; on s'attachera à prévenir toute torsion de la corde et à faire observer rigoureusement toutes les règles que j'ai indiquées Le résultat immédiat de l'auto-suspension bien pratiquée est de diminuer les courbures du rachis, qu'elles soient primitives ou secondaires, et d'augmenter les diamètres du thorax tout en amincissant la taille. Pour commencer, on fait deux séances d'auto-suspension par jour. A chaque reprise, on fait exécuter trois inspirations profondes, et chaque séance se compose de trois suspensions. Le médecin règle d'ailleurs comme il l'entend le nombre et la durée de ces exercices.

Dans les cas légers, ou au début de l'affection, l'auto-suspension associée aux exercices gymnastiques décrits plus haut et régulièrement pratiquée peut amener la guérison à elle seule. Mais, si la déviation est un peu ancienne, il faut avoir recours à des moyens mécaniques pour rendre durables les bons effets de l'auto-suspension. Aucun des nombreux appareils inventés dans ce but n'est comparable, au point de vue de la facilité d'application et de la certitude du résultat, à la cuirasse plâtrée, *à la condition de l'appliquer convenablement.*

Traitement de la scoliose par le corset plâtré. — On mettra d'abord au patient une chemise bien ajustée, comme dans le cas de mal de Pott ; seulement il faut la prendre deux fois trop longue, car on la repliera sur la cuirasse après avoir fendu celle-ci. S'il s'agit d'une femme, on place sous les seins des coussinets de dimension convenable. La chemise doit s'attacher sur les épaules. Le malade se suspendant lui-même, un aide abaisse la chemise. Comme on peut faire manger les malades avant de leur faire endosser le corset, il est inutile de réserver une place pour l'estomac distendu. Une bande plâtrée est alors immergée dans l'eau en assez grande quantité pour la recouvrir, et on l'y laisse jusqu'à ce qu'il ne se dégage plus de bulles gazeuses. On exprime alors la bande, et, pendant qu'on l'applique, on en fait tremper une autre. On entoure d'abord soigneusement la taille, chaque tour de bande recouvrant les deux tiers du tour précédent. On conduit les circulaires au-dessus des crêtes iliaques, puis on les ramène sur le thorax, et on les fait passer au-dessous des seins. Un aide les ajuste convenablement, jusqu'à ce qu'on ait obtenu l'épaisseur nécessaire pour soutenir le patient. Cette épaisseur, on le comprend, varie selon le poids et la taille du sujet. Pour un adulte, elle ne doit pas dépasser celle d'une reliure ordinaire (1).

Au bout de quelques minutes, le plâtre est suffisamment sec, et l'on peut enlever la cuirasse. Pour cela, on le fend avec un couteau pointu, en avant, dans toute la longueur, et en comprenant la chemise dans l'incision. Le patient doit rester suspendu pendant cette opération. Si le sujet est obèse, on

(1) J'avais l'habitude de placer de minces lames de fer-blanc dans l'épaisseur du bandage, mais l'expérience m'a fait voir que c'est une précaution absolument inutile. Il suffit que les bandes plâtrées s'imbriquent bien régulièrement. Depuis cinq ans, j'ai absolument renoncé à employer ces lames.

découpe une bandelette étroite dans chaque lèvre de l'incision, de manière à pouvoir remettre facilement le corset en place ; mais, le plus souvent, on peut se dispenser de cette précaution. La cuirasse une fois enlevée, on en rapproche les bords, et on l'entoure d'une bande, pour l'empêcher de se déformer ; après quoi, on la fait sécher devant le feu, ce qui demande environ vingt-quatre heures. Le lendemain, on recommence l'auto-suspension ; le malade doit être revêtu d'un léger tricot. Le corset est alors ouvert et remis exactement en place. On l'assujettit par quelques tours de bande, surtout au niveau de la taille, et on cesse la suspension. On échancre le corset sous les bras, jusqu'à ce qu'il ne détermine plus aucune gêne et que les épaules puissent s'abaisser librement. On fait alors asseoir le malade et on l'engage à fléchir les cuisses. Le bas du corset doit être assez large pour laisser aux membres inférieurs tout leur jeu. On retire alors définitivement le corset, et on le confie à un fabricant d'appareils qui doit le terminer. On retrousse par-dessus la moitié inférieure de la chemise, on la coud en haut, et on retranche toute l'étoffe superflue. Il ne reste plus qu'à garnir les bords de la fente avec deux bandes de cuir munies d'agrafes, pour obtenir un véritable corset susceptible de se lacer, qui devra être porté le jour et quitté pendant la nuit. Matin et soir, on fera exécuter les exercices gymnastiques indiqués plus haut, avant de le mettre, et on ne l'appliquera pas pendant l'auto-suspension.

Beaucoup de médecins, — et en particulier M.

Adams (*On vertebral Curvatures*, 2ᵉ édition, p. 281),
— pensent que le corset plâtré suffit à guérir la
scoliose, et qu'il faut le porter constamment, comme
dans le mal de Pott. Cependant, et j'y insiste, car
je désire être bien compris, mon appareil n'est ici
qu'un *adjuvant*. Le vrai traitement de la scoliose
c'est la gymnastique, qui renforce les muscles affaiblis. Le corset n'intervient que pour maintenir l'attitude obtenue par l'auto-suspension et les autres
moyens. Bien plus, et j'attire l'attention sur ce
point, je prescris de l'ôter pendant la nuit et pendant les exercices gymnastiques.

TABLE DES MATIÈRES

Marseille. — Imprimerie Marseillaise, rue Sainte, 39.